指尖上的中医

中医大夫的家用小儿常见病治疗笔记

姜辉　黄丽贤　蔡倩　谭燚飞　主编

電子工業出版社
Publishing House of Electronics Industry
北京·BEIJING

未经许可，不得以任何方式复制或抄袭本书之部分或全部内容。
版权所有，侵权必究。

图书在版编目（CIP）数据

指尖上的中医：中医大夫的家用小儿常见病治疗笔记 / 姜辉等主编 . — 北京：电子工业出版社，2019.7
ISBN 978-7-121-37009-0

Ⅰ . ①指… Ⅱ . ①姜… Ⅲ . ①小儿疾病—常见病—中医临床—经验—中国—现代 Ⅳ . ① R272

中国版本图书馆 CIP 数据核字（2019）第 131934 号

责任编辑：汪信武
印　　刷：北京富诚彩色印刷有限公司
装　　订：北京富诚彩色印刷有限公司
出版发行：电子工业出版社
　　　　　北京市海淀区万寿路 173 信箱　　邮编：100036
开　　本：720×1000　1/16　印张：14.25　字数：270 千字
版　　次：2019 年 7 月第 1 版
印　　次：2019 年 7 月第 1 次印刷
定　　价：98.00 元

凡所购买电子工业出版社图书有缺损问题，请向购买书店调换。若书店售缺，请与本社发行部联系，联系及邮购电话：（010）88254888，88258888。

质量投诉请发邮件至 zlts@phei.com.cn，盗版侵权举报请发邮件至 dbqq@phei.com.cn。

本书咨询联系方式 :QQ 20236367。

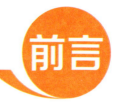

　　孩子是祖国的花朵,是祖国的未来,孩子的健康是家庭幸福的重要基石。自从穿上白大褂当了大夫之后,看到了太多因孩子患病而无所适从的父母,他们眼中那充满焦急、期盼、无奈的眼神,每每让我感到不安,总是想为他们做点什么。如果能有一些简便易行的方法,让孩子不得病或少得病,让普天下的父母不再因孩子得病而不知所措,那该有多好啊!

　　2013年我也当了父亲,成为父亲之后才体会到"不养儿不知父母恩"这句话的深刻含义。每当自己的孩子身体出现这样或那样的问题,每当我利用自己所学的中医知识最终解决这些问题的时候,心里不禁有点小得意。时间长了,我就对自己说,为什么不把自己的这些心得体会介绍给更多的父母呢?这不就是我一直想要找的简便易行的方法吗?正确实施这些方法可以为孩子的健康保驾护航啊!

　　于是,我将我在临床当中针对小儿常见病的处理方法仔细地记录下来,并加以整理,同时结合三位同事平时治疗小儿疾病的心得体会,对以上材料进行了归纳整理,编写了这本《指尖上的中医》。

　　为什么要叫《指尖上的中医》呢?原因有四:其一,本书是我们在日常临床中运用中医理论治疗小儿常见病的心得体会,是我们平时成功案例的笔记;其二,本书以中医推拿为主,主要是用手指来操作以治疗孩子的各种病症;其三,观察孩子的指纹,是判断孩子身体状况的简单易行的方法;其四,也是我们全体编者的愿望,用我们手里掌握的中医知识,护卫孩子的健康。

　　该书详述了小儿的生理、病理特点,父母怎样才能发现孩子患病了,小儿用药的特点有哪些,小儿推拿疗法的基础和注意事项。重点介绍了十五种小儿常见病的中医证型及该证型的推拿穴位和推拿方法,以及该证型的药食疗法。书内的推拿疗法配以大量的彩色图片,让父母可以按图学习,能尽快掌握相关推拿方法。

　　中医是中华民族的瑰宝,也为世界人民的健康做出了卓越的贡献。中医的分支较多,中药、药膳、小儿推拿是既简单又实用的治疗手段,既有治疗作用,又有预防保健作用。如果父母能尽快学会书中的推拿方法，可以帮助孩子少受些疾病带来的痛苦，早日恢复健康。

我相信，通过阅读本书，对于孩子的常见病，父母会做到心中有数，处变不惊；而且父母通过不断实践，会越来越有信心，面对孩子的常见病，不再焦急、不再无奈、不再无助。

医圣张仲景曾经说过，学习医术，"上以疗君亲之疾，下以救贫贱之厄，中以保身长全，以养其生，"意思是说上可以为国家效力，下可以造福百姓，中可以自我保健。如果每个孩子的父母都能够学一点中医知识，用一点中医知识，不但自己孩子的健康有保证，而且还可以使家庭更和睦、更幸福。

在这里要感谢我的孩子以及我的患者，是他们对我治疗的反馈使我能够在成长的道路上不断前进。更要感谢我的几位同事，把他们的宝贵经验分享给了大家，才能让本书更加多彩。

由于水平有限，书中难免有疏漏之处，请读者朋友不吝赐教。

姜辉

2019年6月

目录

第一章　小人儿不是小大人儿——孩子的生理特点 1
　　一、生理特点 1
　　二、年龄分期 5

第二章　小儿病理特点 9
　　一、易患病，发展快 9
　　二、病情单纯，易于康复 11

第三章　如何快速辨别小儿疾病的性质 12
　　一、看面色与形态 12
　　二、察二便 13
　　三、注意细节，当好传声筒 14

第四章　小儿用药注意事项 15
　　一、药物治疗 15
　　二、药物不良反应 17
　　三、能食疗就不用药 17
　　四、外治法 18

第五章　小儿推拿家庭治疗方法基础 19
　　一、常用小儿推拿手法 19

二、推拿操作方法 22
三、注意事项 22
四、小儿推拿禁忌证 22

第六章　小儿常见病及对策 23

一、感冒 23
二、咳嗽 37
三、肺炎喘嗽 59
四、哮喘 77
五、鹅口疮 102
六、厌食 109
七、泄泻 119
八、食积 134
九、口疮 141
十、夜啼 150
十一、汗症 159
十二、惊风 170
十三、水肿 190
十四、遗尿 203
十五、五迟五软（发育迟缓）..........................215

第一章

小人儿不是小大人儿——孩子的生理特点

一、生理特点

生长发育快

"士别三日,当刮目相看"。这句话用在孩子身上也非常的合适,因为小儿生命力旺盛,不论是身体的形态结构、还是组织器官的各项生理功能,始终都处在不断地快速发育、完善、成熟的过程中。当然这个"快"是相对于成人而言的。下面我们就从中医学和现代医学两个方面来说说小儿的生长发育吧。

先说说我们老祖宗的认识。有一部非医学方面的古籍——《淮南子》,内有一段关于胎儿发育的记载:"一月而膏,二月而肤,三月而胎,四月而肌,五月而筋,六月而骨,七月而成,八月而动,九月而躁,十月而生,形体以成,五脏乃形。""三月而胎"指 3 个月胚胎发育呈胎儿形;"七月而成"指 7 个月体内重要器官组织基本成形;"十月而生"指 10 个月为足月,就要出生了。看到了吧,胎儿期是用月来计算时间的。在古代,非医学著作对小儿的生长发育已经有了这么详细的记载,可见我们的祖先对"祖国的花朵"是多么的重视啊!出生之后,周岁以内,大家都熟知的那句谚语"三翻六坐七滚八爬周会走",3 个月会翻身,6 个月会自己坐,7 个月会滚,8 个月会爬,1 周岁就会直立行走了,还是以月来计量的。

下面再给大家介绍中医学对于小儿生长发育的一套理论体系——变蒸学说,该学说最早见于西晋王叔和的《脉经》。什么是变,什么是蒸?变,指的是孩子会变得越来越聪明,所谓变其情智,发其聪明;蒸,是蒸蒸日上的意思,所谓蒸其血脉,长其百骸。婴幼儿处于人一生中生长发育的旺盛阶段,其形体、神智都在不断地变化，蒸蒸日上，故称变蒸。小儿在变蒸过程中，一方面智力不断增长，另一方面形体及脏腑功能也在不断地成熟、完善，因而形成了小儿形与神之间的协调发展。变蒸学说认为小儿生长发育在婴幼儿时期最快，而且有一定的时间周期。随着时间的推移，孩子会不断地给我们带来惊喜，比如会对你说的话有反应，会有各种情绪的表现，会简单的发音，再比如会爬、会坐、会站立、会走路等。

  中医对于小儿十分重视，现存最早的儿科专著为《颅囟经》。小儿刚出生的时候囟门是没有完全闭合的，所以这本书就是取颅囟未合之意。《颅囟经•脉法》说："三岁以下，呼为纯阳，元气未散。"可能大家要问了，元气是什么啊？其实这是中医的一个专有名词，用现代医学来解释，类似于遗传物质，授之于父母，作用很多。中医认为元气非常重要。元气通过经络运行于人体全身，五脏六腑得到元气的推动激发，从而发挥各自的功能，以维持人体的正常发育和活动。五脏六腑之气的产生，都源于元气。因此，元气充足，脏腑功能就强健，身体就健康。如果先天元气不足，或者久病而损伤元气，则身体衰弱，也就容易患病。那什么是"纯阳"呢？其实意思也挺简单，一方面指的是"稚阳"的意思，小儿就像小树、小花、小草一样，十分脆弱，专业术语叫脏腑娇嫩、形气未充；另一方面，其生机旺盛，发育迅速，就是我们之前说过的生长发育快。从发病的角度来说，大家都知道，小儿最常见的症状就是发热，中医称之为阳热证，也与小儿是"纯阳"之体密切相关。还有民间的俗语"要想小儿安，三分饥与寒"，其实说的也是小儿是"纯阳"之体，不要吃得过饱，穿衣不要捂得太多。总之，"纯阳"学说既概括了小儿在生长发育过程中生机蓬勃、发育迅速的生理特点，也为小儿的病理特点奠定了理论基础。

  现代医学对小儿生长发育的认识更容易被大家接受，主要从体格生长和智能发育两个大的方面来认识，这与中医学对小儿的生长发育的认识不谋而合。体格生长主要看体重、身高（长）、囟门发育、头围、胸围、牙齿、呼吸、脉搏、血压等方面，这些都是可以用数字来说话的。先看看体重，一般来说，新生儿体重约为3千克。出生后1周岁内，前6个月平均每月增长0.7千克，后6个月平均每月增长0.5千克；1周岁以后，平均每年增长2千克。如果大家有兴趣，可以通过公式自己算一下孩子的体重是不是在正常范围内，1～6个月体重（千克）＝3＋0.7×月龄，7～12个月体重（千克）＝7＋0.5×（月龄－6），1岁以上体重（千克）＝8＋2×年龄。例如孩子5个月，体重就应该是6.5千克左右，如果孩子10个月，那就是9千克左右，或多或少，只要不是差得太多，一般都没有什么大问题。再来看看身高，在小儿叫身长（要强调一下，孩子的身长是指从头顶至足底的垂直长度），一般来说，新生儿身长约为 50 厘米。1 周岁内以逐月减慢的速度共增加约 25 厘米，一般前 6 个月每月增长约 2.5 厘米，后 6 个月每月增长约 1.5 厘米。1～2 周岁全年增长约 10 厘米，2 周岁后至青春期前，每年增长约 7 厘米。在这个过程中，有的孩子长得快，有的孩子长得偏慢，还是那句话，只要在正常范围内，都不用纠结。还是给大家个公式，自己可以算算，1～6 个月身长（厘米）＝ 50 ＋ 2.5×月龄，7～12 个月身长（厘米）＝ 65 ＋ 1.5×（月龄－ 6），2 周岁以上身长（厘米）＝ 85 ＋ 7×（年龄－ 2）。其他体格的指标在这里就不一一说明了，相关的书籍非常多，有兴趣的父母可以找来读读。

下面再来看看智能发育。智能发育包括感知发育、运动发育、语言发育、性格发育等方面，既与先天遗传因素有关，又与后天所处环境及受到的教育密切相关。

感知发育是指孩子认识外界的能力逐渐提高，主要包括听觉和视觉。新生儿视觉在 15～20 厘米距离处最清晰；3 个月头眼协调较好；6 个月能转动身体协调视觉；9 个月出现视深度感觉，能看到小物体；1 岁半能区别各种形状；2 岁能区别垂直线与横线，目光能跟踪下落的物体；5 岁可区别各种颜色；6 岁视深度已充分发育。新生儿在出生后 3～7 天听觉已相当良好；3 个月可将头转向声源；4 个月听到悦耳声音会有微笑；5 个月对母亲语声有反应；8 个月能区别语声的意义；9 个月能寻找来自不同方向的声源；1 岁能听懂自己的名字；2 岁能听懂简单的吩咐；4 岁听觉发育已完善。

在运动发育方面，发育顺序是由上到下、由粗到细、由不协调到协调逐渐成熟的。新生儿仅有反射性活动（如吸吮、吞咽等）和不自主的活动；1 个月婴儿睡醒后常做伸欠动作；2 个月扶坐或侧卧时能勉强抬头；4 个月可用手撑起上半身；6 个月能独坐片刻；8 个月会爬；10 个月可扶走；12 个月能独走；18 个月可跑步和倒退行走；24 个月可双足并跳；36 个月会骑小儿三轮车。

在语言发育方面，新生儿已会哭叫；2 个月能发出和谐喉音；3 个月发出咿呀之声；4 个月能发出笑声；7～8 个月会发复音，如"妈妈""爸爸"等；1 岁能说出简单的生活用语，如吃、走、拿等；1 岁半能用语言表达自己的要求；2 岁后能简单地交谈；5 岁后能用完整的语言表达自己的意思。语言发育在不同孩子中也有很大的差异性，最早的 7 个月就能说简单的句子，偶有 3 岁了还只会叫"爸爸""妈妈"的。

性格发育是在社会生活和教育等的影响下，经过不断地量变和质变而发展起来的。由于每个孩子的生活环境不同，父母的文化水平各异，在孩子的生长发育过程中，表现在对人、对事的兴趣、能力、适应程度等方面各不相同。婴儿的一切生理需求必须依赖于成人的照顾，因而随之建立的是以相依情感为突出表现的性格。2～3个月的小儿以笑、停止啼哭、伸手、用眼神或发出声音等表示见到父母的愉快；3～4个月会对外界感到高兴的事情表现出大笑；7～8个月会对不熟悉的人表现出认生；9～12个月会对外界不同的事情做出许多不同的面部表情反映；18个月的小儿逐渐建立了自我控制能力，在成人附近可以较长时间独自玩耍。

幼儿时期的孩子已经能够行走，并且具备了一定的语言表达能力，性格的相依性较前减弱。但由于幼儿的行为能力和语言表达能力都非常有限，仍对成人有很大的依赖性，因此常表现为相依情感与自主情感或行为交替出现的性格特征。小儿在2岁左右就表现出对父母的依赖性减弱，不再认生，较前易与父母分开；3岁后可与小朋友做游戏，能表现出自尊心、害羞等。不过还是要再强调一下，在孩子生长发育过程中，切勿盲目对号入座，有问题还是要听专科医生的建议。

容易受环境影响

在这里请大家记住一个观点，"有什么样的生理特点，就有什么样的病理特点"，这个思想会始终贯穿在本书当中。

我们刚刚谈到小儿是"纯阳"之体，其中有"稚阳"的意思，也正是针对这一理论，中医就有小儿"脏腑娇嫩，形气未充"的说法。脏腑即五脏六腑；娇嫩指娇弱柔嫩，易受外界环境和服用药物的影响。形是指形体结构，即四肢、肌肤、筋骨、精血津液等；气指各种生理功能活动，如肺气、脾气等。这里说的肺气，大家可以想象成呼吸系统的生理功能，主要是气体交换等；脾气，可想象成消化系统的功能，消化吸收营养物质。充是充实的意思。其实这个理论也是很好理解的，就是说小儿时期机体各系统和器官的形态发育都未成熟，生理功能都是不完善的，所以才会出现各种各样的问题，容易得各种各样的疾病。

小儿初生之时，五脏六腑成而未全，全而未壮，需赖先天元阴元阳之气生发、后天水谷精微之气充养，才能逐步生长发育，直至女子14岁左右、男子16岁左右，方能基本发育成熟。因此，在整个小儿时期，都是处于"脏腑娇嫩，形气未充"状态。年纪越小的儿童，脏腑娇嫩、形气未充的生理特点就表现得越突出。

从脏腑娇嫩的具体内容看，五脏六腑的形和气皆属不足，但其中又以肺、脾、肾三脏不足表现得尤为突出。肺主一身之气，小儿肺脏未充，主气功能未健，而小儿生长发育对肺气的需求又较成人更为迫切，因而称肺脏娇嫩。这也从生理方面解释了为什么小儿容易得呼吸系统疾病。中医认为肺和皮毛的关系密切，好比家里的大门，大门如果坚固，小偷就进不来；小儿相对于大人来说，大门不是那么坚固，所以经常容易受寒而得病，道理就是这么简单。小儿初生，脾气未充，胃气未动，运化力弱，而除了正常生理活动之外，还要不断生长发育，因而对脾胃运化输布水谷精微之气的要求则更为迫切，故脾常表现为不足。这就更好理解了，小儿生长发育快，需要充足的营养物质，这都需要脾胃消化功能来帮助。而脾胃功能还没发育完全，就形成了需要脾胃多干活和脾胃本身能力不足的矛盾。父母总是想给孩子多吃，让孩子长得快，主观愿望是好的，但是却忽略了小儿脾胃功能弱的生理特点。这就是为什么孩子容易积食的原因。肾为先天之本，主藏精，也就是前面提到的遗传物质，同时也需依赖后天脾胃不断充养才能逐渐充盛，这也容易出现相对不足，故称肾常虚。

中医古代医家将这一特点归纳为："稚阳未充，稚阴未长。"这里的阴，指体内精、血、津液及脏腑、筋骨、脑髓、血脉、肌肤等有形之质；阳，指体内脏腑的各种生理功能活动。这套"稚阴稚阳"学说进一步说明，小儿无论在物质基础方面还是生理功能方面，都是幼稚娇嫩和未完善的，必须随着年龄的逐步增长，才能不断地趋向于健全和成熟。

正是因为小儿机体各系统和器官的形态发育尚不成熟，生理功能都是不完善的，自身的调节能力不像成人那样强，所以，才容易受外界环境的影响而诱发疾病。

二、年龄分期

胎儿期

众所周知，对于孩子来说，从妈妈确定怀孕到分娩前这一段时期，称为胎儿期。也就是我们通常说的"十月怀胎，一朝分娩"。在日常生活中，我们见到孕妇，常会问："你怀孕几个月了？"但是在医学上，是用周来计算怀孕时间的，这也就是为什么在孕检的时候，B超单上会写孕4周/孕8周。在妊娠早期（12周的胚胎期），即我们通常说的怀孕前3个月，妈妈非常容易受到感染、药物、劳累、物理、营养缺乏、不良心理因素等伤害，造成流产、死胎或先天畸形。妊娠中、晚期若胎儿受到伤害，则易发生早产。

新生儿期

从"呱呱坠地"至出生后满28天，称为新生儿期。在这一时期，我们前面提到的小儿"脏腑娇嫩、形气未充"的生理特点表现得最为突出。短时间内，孩子的环境发生了翻天覆地的变化，脱离了子宫，没有了妈妈子宫的保护，要独立面对外界的环境；机体内部也同样发生了巨大的变化，在妈妈子宫内是泡在羊水里，通过脐带吸收营养，出生之后有了自己的呼吸，完全需要靠自己的机体了。

新生儿的脏腑功能还没有发育健全，处于稚嫩状态，机体调节功能十分脆弱，对外界的适应能力和御邪能力都较差，如果出现护理不当，新生儿的发病率和死亡率都是非常高的，这就对孩子的护理提出了非常高的要求。

婴儿期

出生28天后至1周岁为婴儿期。此时我们的孩子已经初步适应了外界环境，显示出强大的生命力。通常认为，婴儿期是孩子第一个生长高峰，体重和身长这两项衡量生长发育最常用的指标，在婴儿期的前3个月增加很快。1周岁时，婴儿体重一般可以增长到出生时的3倍，身长增长到出生时的1.5倍。

从现代医学的角度来看，生长发育遵循由上到下、由近到远、由粗到细、由低级到高级、由简单到复杂的规律。如出生后运动发育的规律是：先抬头、后抬胸，再会坐、立、行；从臂到手，从腿到脚的活动；从全手掌抓握到手指拾取；先会看、听，感觉事物、认识事物，再发展到有记忆、思维、分析、判断。

由于生长迅速，机体对营养的需求特别旺盛。但同时也要充分注意到，此时婴儿脾胃消化吸收功能相对较弱，因而需要重视乳食喂养，要做到少食多餐，按需喂养。在此过程中，会遇到孩子吐奶、食欲不佳等多种情况，针对不同的情况，我们要对喂食做出相应的调整，如频繁吐奶，考虑喂食量过多，或者喂食后没有进行拍奶嗝等处理；如孩子食欲不佳，要观察大便是否正常。总之一句话：始终把预防脾胃病的发生放在第一位。同时，婴儿肺脏娇嫩，来自母体的免疫能力逐渐消失后，自身免疫力又未健全，尤其是6个月以后，受外界的影响而出现疾病的机会大为增加，必须要做好预防工作。

幼儿期

1周岁后至3周岁为幼儿期。相对于婴儿期来说，幼儿期的孩子生长发育速度略有减慢。此时的孩子已经学会了走路，接触周围事物的机会增多，感邪患病的机会也比以前增加。随着年龄的增长，大脑的发育相对较快，智力发育比较突出，可以与父母语言交流，逐渐有了自己的思维，对于人、物的判断能力增强。

此时孩子的饮食已逐步过渡到普通饮食，乳牙逐渐长齐，脾胃功能较之婴儿期明显增强，但还未达到完全成熟，且自我控制能力差，容易进食过多、偏食，这些应该引起父母的高度重视。在此阶段，要鼓励孩子充分投入到大自然的怀抱，多接触外界环境，注意平衡膳食，预防脾胃疾病的发生。此时的孩子最容易出现的问题就是停食、着凉，其实应对的方法也非常简单：调控孩子的进食量，注意随外界气候变化加减衣服。

学龄前期

3周岁后到6～7周岁为学龄前期。此时孩子体格发育稳步增长，智能发育趋于完善。需要强调的是，在这一时期，应注重培养孩子形成良好的个人素质，包括锻炼身体、养成良好的日常生活习惯等。通过幼儿园等集体生活，培养孩子的为人处事能力、与人相处能力。

随着机体各项功能逐步完善，孩子患病率有所下降，日常仍应注意预防呼吸系统疾病的发生。

学龄期

6～7周岁后至青春期来临（一般为女孩11岁，男孩13岁）称为学龄期。此时孩子处于小学学习阶段，大部分器官的发育已接近成人，淋巴系统迅速生长，脑部发育已基本完成，能适应在校的学习生活。这一时期父母仍应高度重视各类传染病的预防。

青春期

青春期的个体差异较大，一般女孩自11～12岁到17～18岁，男孩自13～14岁到18～20岁。青春期的开始阶段仍属于儿童范围。青春期是从儿童到成人的过渡时期，生长速度又加快，出现第二个生长高峰。《黄帝内经》有一段论述男女生长发育周期的话："女子七岁，肾气盛，齿更发长；二七而天癸至，任脉通，太冲脉盛，月事以时下，故有子。丈夫八岁肾气实，发长齿更；二八肾气盛，天癸至，精气溢泻，阴阳和，故能有子。"在此阶段，女孩男孩均出现"第二性征"，女孩乳房发育，月经来潮；男孩喉结明显，出现遗精、长出胡须等。需要特别指出的是，随着生活水平的不断提高，小儿进入青春期的平均年龄有下降的趋势。

概括起来，影响小儿生长发育的因素主要有遗传因素和环境因素等，生长发育水平是遗传与环境共同作用的结果。父母双方的遗传因素决定小儿生长发育的方向，而生长发育需要充足的营养，当营养供给比例恰当，加之适宜的生活环境，可使生长潜力得到最好的发挥。反之亦然。生活环境对小儿健康的重要作用往往易被父母和儿科医生忽视。良好的居住环境，如阳光充足、空气新鲜、水源清洁、无噪音、居住条件舒适，配合良好的生活习惯、科学的护理、良好的教养、体育锻炼、完善的医疗保健服务等都是促进小儿生长发育达到最佳状态的重要因素。随着社会的进步，生活质量的提高，生活环境的好坏在一定程度上决定小儿生长发育的状况。

第二章

小儿病理特点

一、易患病，发展快

前面我们提到了小儿"脏腑娇嫩，形气未充"，器官组织发育不成熟、各种生理功能不健全，所以对病邪侵袭的防御能力和对药物的耐受能力都较差。小儿与成人相比易于感受风寒或风热邪气，最常见的症状就是发热、鼻塞、流涕、咳嗽等。

不明白风寒和风热？没关系，下面就详细说一下中医关于发病原因方面的情况。简单来说，中医认为人之所以得病，主要有两方面因素，自身因素，即内因；环境因素，即外因。这两方面因素共同作用，就导致人体得病。先来看外部因素，中医把属于外部因素的病因统称为"六淫"，包括风、寒、暑、湿、燥、火（热）六种外感病邪。在正常情况下，风、寒、暑、湿、燥、火是自然界六种不同的气候变化，是万物生长和人类赖以生存的必要条件，称为"六气"。人类长期生活在六气交互更替的环境中，对其产生了一定的适应能力，一般不会致病。但在自然界气候异常变化，超过了人体的适应能力，或人体的正气不足，抵抗力下降，不能适应气候变化而发病时，六气则成为病因。此时，伤人致病的六气便被称之为"六淫"。淫，有太过和浸淫之意。由于六淫是致病邪气，所以又称其为"六邪"。

六淫致病多从肌表、口鼻而入，且有明显的季节性。如春季多风病，夏季多暑病，长夏多湿病，秋季多燥病，冬季多寒病。还有地域性，如西北多燥病、东北多寒病、江南多湿热为病；久居潮湿环境多湿病；长期高温环境作业者，多燥热或火邪为病等。

下面再谈谈六淫各自的特点。

风邪常伤及人体的头、面，出现头痛、汗出、怕风等症状；风性主动，感受风邪常常出现震颤、抽搐等症状；风为百病之长，说的是风邪容易和其他邪气形成组合，一起侵犯人体，比如风寒、风湿、风热等。

寒邪常见于冬季，故冬多寒病；寒邪易伤人阳气，常见症状有恶寒、发热、无汗、鼻塞、流清涕等；吃了寒凉的东西后，有些人会出现腹痛、呕吐、腹泻等症状，这也是很常见的受寒；寒邪可以让人血液循环出现问题。日常生活中最常见的抗寒的方法就是多活动。

暑邪，是夏季常见的致病因素。夏天最常见的"中暑"，说的就是暑邪导致的疾病。暑邪容易伤人津液。中医说酸甜味的饮品可以补充人体的津液，夏天经常喝酸梅汤，就是为了对抗暑邪。夏天也是湿气重的季节，暑邪和湿邪经常一起伤害人体，出现四肢困倦、胸闷呕恶、大便不成形且排便不爽等症状。

湿邪，通俗来讲，水是湿邪的一种。夏季，尤其是三伏天，湿邪最容易伤害人体，尤其是脾胃。中医认为四肢肌肉与脾胃关系密切，最简单的例子就是肢体活动多了就容易饿、吃饱了就觉得活力十足。湿邪侵犯脾胃，常见的症状有食欲不振、四肢无力等症状。而湿邪还易伤及人体下部，导致下肢水肿等症状。

燥邪，就是干燥性质过多或相对过多的意思。什么季节我们容易觉得干燥呢？秋季和冬季。身体的什么部位最容易干燥呢？肌肤和鼻子。所以，秋冬季节燥邪最容易伤害人体的肌肤和鼻腔。燥邪还特别容易伤肺，这就是为什么秋天的时候要喝秋梨膏，就是为了让肺不受燥邪伤害。

夏季除了暑邪、湿邪常见外，还有热邪。火热邪气的特点与火苗的特点很像，越烧越旺，越蹿越高。火不会往下面蔓延，这就很好地说明了火邪向上特点。火邪致病，病位多在上，比如出现目赤肿痛、咽喉肿痛、口舌生疮、牙龈肿痛、耳内肿痛或流脓等症状。天气热了人就容易出汗，所以说火热邪气也会使人津液受伤。

上面说了这么多，都是外因，那内因呢有哪些？小儿发病，归根结底是由于脏腑功能不完善，所以容易患病且疾病发展快，这一特点在新生儿及婴幼儿时期尤为突出。中医认为小儿处于生长发育阶段，对营养物质的需求比成人高得多，对于肾气生发、脾胃运化的需求旺盛，故显得脾常不足且肾常虚。一方面小儿生长发育需要各种营养，需要吃各种各样的食物，这样才能保证生长发育的速度；而另一方面，小儿脏腑功能，尤其是脾胃的消化功能却相对较弱，这就是小儿容易积食的内因。适应环境变化、抵抗外邪入侵的能力不足，则是小儿容易患病的另一大内因。

二、病情单纯，易于康复

病情单纯是相对于成人而言。小儿的心智不像成人成熟，考虑问题也比较简单，虽然也有喜怒哀乐，但是持续时间非常短暂，不会像成人那样容易受情绪的持续影响，很少出现思虑过度、不思饮食、情绪持续低迷等情况，所以小儿疾病很少存在七情内伤的因素。因小儿特殊的生理特点，呼吸系统疾病和消化系统疾病最为常见，呼吸系统疾病多为感冒、咳嗽等，消化系统疾病多为厌食、积食等。

易于康复，是指由于小儿机体修复能力强、对药物敏感等特点，只要治疗及时，辨证正确，护理得当，病情也就比成人好转得快，容易恢复健康。

第三章

如何快速辨别小儿疾病的性质

辨别小儿疾病的性质属于中医四诊范畴，即通过望、闻、问、切等中医特有的诊断方法对疾病进行判断。

望诊内容可分为总体望诊（望神色、望形态）和分部望诊（审苗窍、辨斑疹、察二便、察指纹）两个方面。闻诊是用听觉和嗅觉来辅助诊查疾病的方法。中医儿科听声音主要包括听小儿的啼哭、呼吸、咳嗽、语言等声音的高低轻重；嗅气味包括闻小儿口中之气味及大小便、痰液、汗液、呕吐物等的气味。问诊是收集病情病史的一个重要方面，主要靠询问父母。切诊包括脉诊和按诊两个方面。

全面掌握中医四诊需要长期的专门学习和实践，这是绝大多数父母无法做到的。本书只介绍容易掌握和可以直接运用的简单方法。专业的事情还是要交给专业的人士去做。

一、看面色与形态

看面色，属中医望诊的范畴。老中医看病，从患者一进门就已经开始了疾病的诊疗过程，就是通过看面色实现的。"望而知之谓之神"，这部分是各位父母最容易了解和掌握的部分。

中医认为，五脏与五色一一对应，即肝、心、脾、肺、肾，与青、赤、黄、白、黑相对应，所以从面色可以大概判断小儿疾病的病性。如果面色青，多与肝脏相关，常见于惊风、寒证、痛证、血瘀证；如果面色赤，多与心有关，多为热证，但又有表里、虚实之分（外感热证为实热，其中表热常见面红目赤，恶寒发热；里热常见面赤气粗，高热烦渴；虚热常见潮红颧红，低热绵延）；如果面色黄，就又可从脾来考虑，一般多为虚证、湿证；如果面色白，多与肺脏相关，多为虚证、寒证；如果面色黑，一般多从肾脏考虑，主虚寒证、水饮证、血瘀证。

望形态是指观察形体与动态，也就是小儿的强弱胖瘦和动静姿态，包括望头囟、躯体、四肢、肌肤、毛发等。一般小儿发育正常、筋骨强健、肌丰肤润、毛发黑泽、姿态活泼者，胎禀充足，营养良好，属健康表现；若生长迟缓、筋骨软弱、肌瘦形瘠、皮肤干枯、毛发萎黄、囟门逾期不合、姿态呆滞者，胎禀不足，营养不良，属于病态。

通过动态观察，可以分析不同姿态提示的疾病。如小儿喜伏卧多为乳食内积，喜蜷卧多为腹痛；颈项强直，手指开合，四肢拘急抽搐，角弓反张，为惊风；端坐喘促，痰鸣哮吼，多为哮喘；咳逆，鼻翼扇动，肋肋凹陷如坑，呼吸急促，多为肺炎喘嗽。

二、察二便

大小便是我们能够直接观察到的，从二便的变化，能够判断疾病的发生、发展甚至预后。

新生儿生后3～4天内，大便呈黏稠糊状，墨绿色，无臭气，每日2～3次，称为胎粪。母乳喂养的小儿大便呈卵黄色，偶带绿色，稍有酸臭气，稠度均匀，每日3次左右。奶粉喂养为主者，大便色淡黄，质较干硬，有臭气，每日1～2次，逐渐接近成人大便性状。

大便质地变稀，次数、便量增加，是泄泻。大便稀薄如水，色黄夹黏液，气味臭秽，为湿热蕴结肠腑；大便质稀色清，夹泡沫，臭气轻，腹痛重，为风寒湿滞大肠；大便稀薄色淡，夹乳片，气味酸臭，为伤乳积滞泄泻；大便稀薄色黄，夹未消化食物残渣，气味腐臭，为伤食积滞泄泻；大便质稀溏，夹未消化食物，色淡不臭，食后易泻，为脾虚食滞不化；大便清稀，完谷不化（如出现奶瓣），滑泄不止，为脾肾阳虚失温煦（像阴天没有太阳会冷）；便泄赤白黏冻状，伴里急后重（肛门不舒服的感觉），多为湿热下痢；大便色泽灰白不黄，多系胆道阻滞。

小便清澈量多为寒，小便色黄量少为热。尿色深黄为湿热内蕴，黄褐如浓茶见于湿热黄疸。尿色红或镜检红细胞增多为尿血，可由多种病症引起。尿色鲜红为有热，淡红为气不摄血（气虚），红褐为瘀热内结，暗红为阴虚血热。

中医诊断是门非常复杂且技术含量极高的"手艺"，正规的中医大夫需要把所有症状、病史等综合分析后才能做出诊断，绝对不会只根据上面说的这点内容就妄下结论。所以，一定要注意，有病还是要去正规医院诊治。

三、注意细节，当好传声筒

这里说的细节，指的是医生在问诊过程中最关心的问题，也是父母最容易忽视的问题。前面说了，医生问诊主要靠询问父母，如果每一位父母都能够注意下面的这些细节，就可以帮助医生更好地判断孩子的疾病，有利于身体康复。

1. 发热　观察发热出现的时间及发热的特点：是早上发热还是中午或晚上发热；发热的高低，最好用体温计测量并做记录；发热时孩子的表现，有没有出汗、精神状态如何、食欲如何等。

2. 饮食　平时吃饭是不是很好，有没有偏食，进食蔬菜是不是足够，爱不爱吃零食等情况都要详细告知医生。如果孩子得病后不思饮食，面白神疲，一般考虑为脾胃虚弱；如果出现腹胀，进食量少，出现呕恶，多为食积；如出现吃异物（如泥土、墙皮、铁钉等），多为寄生虫病。

3. 二便　孩子的大小便情况是父母比较容易忽视的问题。随着生活水平的提高，卫生条件越来越好，如果不是有意为之，父母不太容易观察到孩子的大便。父母平时应该注意孩子大小便的次数、性状、颜色及排便时的感觉，一旦孩子需要就诊，这是非常重要的诊断参考。如果出现大便不成形，次数较多，多为脾虚；如出现排便时哭闹不安，多有腹痛。

4. 睡眠情况　孩子年龄越小，睡眠时间越长。刚出生的孩子往往一天要睡20个小时。孩子睡眠的好坏，直接影响其生长发育。如出现睡中磨牙，多考虑寄生虫病；出现睡中惊惕、说梦话，多考虑受惊吓或脾胃不和。在这里建议各位父母要让孩子养成定时睡眠的习惯，尽量不熬夜，同时要保证孩子的睡眠环境相对安静、封闭、舒适。

第四章

小儿用药注意事项

一、药物治疗

口服药物是最常用的治疗方法，也是父母最关心的内容。很多父母在选药、服药等方面都存在误区，我们选取其中有代表性的问题详细介绍。

1. 中药与西药

中药和西药各有特点。中药是在中医理论指导下使用的药物，包括植物药材（如植物根、皮、叶、花等）、动物药（如地龙，也就是蚯蚓）、矿物药（如石膏）。而西药是一个与中药相对应的名词，指现代医学的药物，大多都是通过化学合成方法制造或从天然产物提纯而成。

中药一般都是天然药物，成分、药理作用都比较复杂，可以用于多种疾病。而西药一般都是化学药物，结构、成分和药理作用比较明确，治疗的疾病也比较单一。

所有的药物都有毒副作用。相较而言，西药几乎都是化学产品，成分明确，且经过严格的药理学、毒理学、药代动力学等实验后才能生产，毒副作用比较明确，当然也会显得不良反应更大、更多。而中药来源于自然产物，相关问题还有待进一步研究。

总体而言，中药更注重治本，即疾病的根源；西药具有明确的适应证，更注重对症治疗。应该给孩子选择中药还是西药，归根到底还是要听医生的建议。

2. 处方药与非处方药

处方药是指凭执业医师或助理执业医师处方方可购买、调配和使用的药品。也就是说只有有了医生的处方，药店才会卖给你的药品。

非处方药（简称OTC）是指由国家食品药品监督管理总局公布的，不需要凭执业医师或执业助理医师（其实就是有资质的医生）的处方，消费者可以自行判断、购买和使用的药品。也就是大家可以在药店自行购买的药品。

3. 服药剂量要准确

大家要记住一句重要的话，也是一句老话：是药三分毒。药物不是白米饭，多吃一口少吃一口都行。给大家的建议是：一定要按说明书或是医生的嘱咐来吃药，有病就吃药，没病就不吃药；既不要多吃，也不要少吃。否则都会影响疗效，最后受罪的还是孩子。

4. 服药规律、疗程完整

中国有句谚语：除恶务尽。所谓"野火烧不尽，春风吹又生"。对待疾病，我们的目的是获得痊愈，所以要按照正确的服药方法，采用正确的服药剂量，严格遵守服药的频率和疗程，才能取得最佳的疗效。

5. 药物不同，服药时间不同，服药的方法也不同

针对不同的病症、不同的治疗目的，要求药物的起效时间不同，服药的时间也有讲究。例如治疗糖尿病的药物很多，但有的药物饭前吃、有的药物与饭一起吃、有的药物饭后吃，这都是为了取得最佳疗效。中药和西药都是一个道理，还是那句话，听医生的或是按照说明书吃药。

6. 忘了吃也不能加倍补

忘了就忘了，千万不要把几顿的药物放在一起吃。你的愿望是好的，但做法是错误的。忘记服药肯定会在一定程度上影响疗效，但加倍补服却可能造成其他的严重后果，如中毒、消化道症状（腹痛、腹泻）等情况，得不偿失。

7. 温开水是首选，干吞有危险

为保证药物的疗效，应在服用前咨询医生服药注意事项。一般来说，以温开水（一般不超过40℃或者以口感有点暖为宜）或凉开水为宜，尽量避免使用温度过高的水。尽量不干吞，以免药物不能顺利到达胃部，或者造成咽喉部黏膜损伤。

8. 中药煎煮有讲究

煎药容器以砂锅、搪瓷器皿为宜，因其受热均匀，性质稳定。严禁用铁器。

中药入煎前应先用冷水浸泡30分钟左右。煎药用水量一般以浸过药面1～3厘米，用于少儿的汤剂可适当减少加水量。煎药时间应根据药性而定，一般药物煎30分钟即可。解表药、清热药、芳香类药不宜久煎，沸后煎15～20分钟。滋补药先用武火煮沸后，改用文火慢煎40～60分钟。煎药时要搅拌药料2～3次。每剂中药一般煎两次，第二次煎煮时间可略短。

煎药用水也很重要，应使用符合国家标准的饮用水，以不含消毒剂的优质天然水为佳。

每次煎煮后趁热滤取煎液100～200毫升为宜。药物多的宜多些，药物少的则宜少些。第二次煎煮后应挤榨药渣，避免煎液损失。两次煎液合并混匀后分两次服。

9. 药物的保存

药物保存的首要原则就是避光、避热、避潮湿，最好存放在干燥且阴凉的环境下，如抽屉里等；不可存放在浴室，以免药物受潮破坏药性。不过也要提醒一下，良好的保存可保证药物的正常使用寿命，但不能延长药物的使用期限，更不能作为使用过期药品的理由。

10. 小儿服药技巧

在不影响疗效的前提下，可以把药物与小儿爱吃的食物混在一起。目前市场上销售的小儿口服药物在口感方面还不错，大多小儿都能顺利服用。如果服用中药汤剂，可以加一点冰糖或是甜叶菊。

二、药物不良反应

药物不良反应是指按正常用法、用量使用药物治疗疾病过程中，发生的与治疗目的无关的有害反应。药物不良反应发生的重要前提条件是按"正常剂量与正常用法"用药，这就排除了因药物滥用、误用、不按规定方法使用及质量问题等情况所引起的反应。出现药物不良反应时不要慌张，应在医生的指导下采取进一步措施，如停用、继续使用，还是换用其他相似药物等。

三、能食疗就不用药

孩子喝药，往往是父母最头痛的事情，如果药物特别苦，父母就要使出浑身解数才能让孩子把药喝进去。如果父母能够把本书给出的一些食疗方法熟记并灵活运用，不仅可以让孩子少吃很多苦药，还会让父母产生无与伦比的成就感。瞧瞧，别人家的孩子病了，一把鼻涕一把泪的喝苦药，看看咱家的娃，用点食疗的方法就解决了。

四、外治法

外治法是指使用药物进行局部敷、贴、熏、洗或手法来达到治疗疾病目的的方法。外治法是与内服药物治疗相对而言的，其优点是直接作用于局部，针对性强，往往起效比较快。

1. 熏洗法　是利用中药的药液及蒸气熏洗人体外表的一种治疗方法。
2. 涂敷法　是将中草药进行相应的处理（如捣烂、研磨或加水、醋调匀）后，涂敷于体表的一种治疗方法。
3. 敷贴法　是将药物制成软膏、药饼，或研粉撒于普通膏药上，敷贴于局部的一种治疗方法。
4. 推拿法　因其有促进气血循行、通畅经络、安神定气、调和脏腑的作用，故能达到驱邪治病的目的。
5. 捏脊法　为儿科常用推拿方法。通过对背部特定部位的手法处理，疏理经络，行气活血，恢复脏腑功能以达到防治疾病的目的。

第五章 小儿推拿家庭治疗方法基础

小儿推拿学形成于明代，是中医按摩推拿学的重要组成部分。小儿具有脏腑娇嫩、形气未充、生机蓬勃、发育迅速的生理特点，同时又具有抵抗力差、容易发病、传变较快、易趋康复的病理特点，因此小儿推拿与成人按摩推拿有许多不同之处。

小儿推拿手法的要求是：轻快、柔和、平稳、有力、均匀，适达病所，不可用力过猛。儿科疾病以外感（呼吸系统）和内伤饮食（消化系统）居多，病位多在肺、脾、肝三脏，在治疗上以解表、清热、消导、镇惊为主。

小儿推拿具有以下特点：

（1）推法、揉法次数较多；摩法时间长；掐法则重、快、少，掐后用揉法。
（2）推拿手法常与穴位结合在一起，如补脾经。
（3）掐、拿、捏等重手法多在治疗结束时使用。
（4）操作时常用一些介质，如姜汁、滑石粉以滑润皮肤，提高疗效。
（5）穴位有点状、线状、面状。
（6）穴位选取以两手居多。
（7）上肢的穴位一般不分男女，但习惯上推拿小儿左手。
（8）操作顺序是先头面，其次是上肢，再次是胸腹腰背，最后是下肢。

一、常用小儿推拿手法

常用小儿推拿手法有：推、拿、揉、运、捣、掐、分、分筋等八种方法。

1. 推法

用拇指或食中二指并拢后的指纹面,在小儿某部穴位,凡向前推动,行于直线,不可歪斜,统称为推法。多用在线状穴位上。

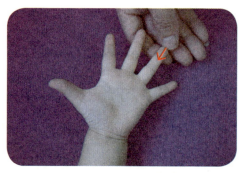

🔺 补法——由指尖推向指根(向心性为补)。

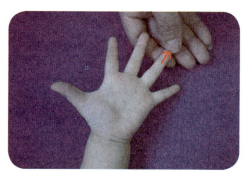

🔺 清法(泻法)——由指根推向指尖(离心性为清)。

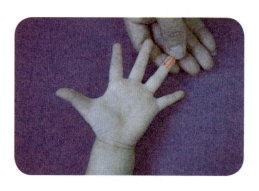

◀ 清补法——由指尖至指根,来回推之(往返即为清补)。本法是清法和补法的结合,适用于虚实寒热错杂或体质虚弱而感受风寒、湿热等外邪的时候。

2. 拿法

拇指和食指同时相对用力,拿按小儿的某一个穴位,称为拿法。为强刺激手法之一,可用于急救。拿法一般用于点状穴位,例如缓解痉挛拿列缺穴;儿科推拿常做辅助手法之一,如推拿结束后拿威灵、精灵等穴。

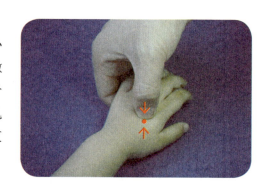

3. 揉法

以拇指、食指或中指的指纹面,按在小儿某部穴位上,做平衡旋转揉按,称为揉法,多用在点状穴位上。

4. 运法

以拇指食中二指并拢后的指点纹面,对某穴做弧形或环形运动,推运至其他部位,称为运法。多用于面状穴位,如运八卦、运水入土等。

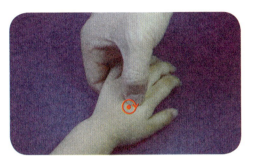

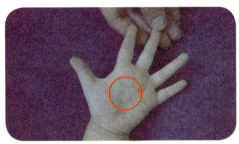

5. 捣法

食指或中指屈曲,以屈指关节捣(打)在穴位上,称为捣法。用于点状穴位,如捣小天心。

6. 掐法

用指甲在穴位上掐之,产生酸、麻、胀感,称为掐法。如拇指食指相对用力掐五指节。

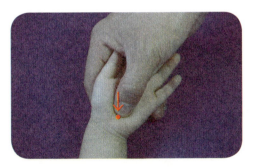

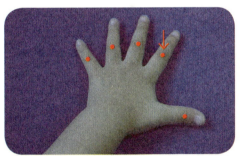

7. 分法

两手拇指从选定的穴位上,向两侧分推,称为分法。如分阴阳穴。

8. 分筋法

以手在患肢做左右扭转捏拿等动作,以达到舒筋活血的疗效,称为分筋法。用于肢体瘫痪等症。

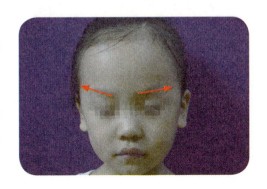

小儿推拿的手法有很多，前 7 种是临床最常用的手法，简单易操作，适用于常见疾患，其他手法就不再赘述了。

二、推拿操作方法

推拿的速度以每分钟 150～200 次为宜，一次约需 30 分钟左右，每日 1 次。速度、时长、次数等与年龄、病情成正比，年龄大、病情重，推的时间宜长，手法宜重，可每日 2 次；婴儿或病情轻者，推的时间宜短，手法宜轻。

三、注意事项

（1）推拿前要备好滑润剂（如滑石粉等），洗手，修短指甲。
（2）保持室内一定温度，不可过凉、过热，空气要流通。
（3）小儿的姿势要舒适。可先从一些不易引起小儿恐惧和哭闹的手法开始，让孩子逐渐适应。
（4）手法要轻重适宜，用力均匀。

四、小儿推拿禁忌证

小儿推拿疗法治疗范围广泛，效果良好，但也有一些情况不适合使用，具体如下：
（1）皮肤发生烧伤、烫伤、擦伤、裂伤及生有疖疮者，局部不宜推拿。
（2）某些急性感染性疾病，如蜂窝织炎、骨结核、骨髓炎、丹毒等患者不宜推拿。
（3）各种恶性肿瘤、外伤、骨折、关节脱位等患者不宜推拿。
（4）某些急性传染病，如急性肝炎、肺结核病等患者不宜推拿。
（5）严重心脏病、肝病患者及精神病患者，慎推拿。

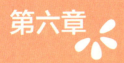

第六章

小儿常见病及对策

一、感　冒

小儿感冒是最为常见的儿科疾病，也是每位父母最为熟悉的疾病之一，主要症状是发热、怕冷、头痛、鼻塞、流涕、咳嗽、打喷嚏等。感冒可分为普通感冒和流行性感冒两种，后者病情较重，具有传染性。感冒可发生于任何年龄的小儿，一年四季均可发病，以冬春季多见。生理特点决定了小儿感冒与大人感冒不同，如果治疗不及时，往往可能会出现比较严重的后果，比如高热、肺炎等。因此，要提醒各位父母，专业的事情要交给专业的人去处理，有病要及时带孩子去看医生。而在缓解期或者症状比较轻的时候，相信本书的内容会给你提供很大的帮助。

小儿感冒的特点

一般来说，小儿感冒起病急，以发热为主要表现，通常体温上升快，起病时就可达到38～39℃，这是与成人感冒最大的区别。成人感冒多以鼻塞、周身酸痛等症状为主，发热时体温一般不超过39℃。以感冒在小儿中的极高发病率，相信父母们是深有体会的。那么在什么情况下孩子会容易感冒呢？就是在季节交替、气温变化大的时候。

小儿感冒的病因

小儿感冒的病因有外因和内因。外因多为感受外邪，以风邪为主。外邪侵犯人体后是否发病，还与内因有关，也就是小儿的体质因素。同样是感受风邪，体质强的孩子没事，而体质弱的孩子就容易感冒。

小儿感冒的典型表现

小儿感冒的典型表现与成人的大致相同，比如说发热、鼻塞、流涕、打喷嚏等症状。中医说肺与体表肌肤密切相关，而鼻子就是呼吸道乃至整个机体的第一道防线，受到侵袭就会表现为鼻塞、流涕等症状；外面的邪气侵袭体表，故恶寒、发热、头痛、身痛。咽喉为肺之门户，外邪上受，可见咽喉红肿；肺失清肃，则见打喷嚏、咳嗽。风为百病之长，风邪常夹寒、热、暑、湿等病因为患，病理演变上可见夹热邪的风热证、夹寒邪的风寒证及夹暑湿的湿困中焦证等。肺脏受邪，失于清肃，津液凝聚为痰，壅结咽喉，阻于气道，加剧咳嗽，此即感冒夹痰。

因为小儿生理特点与成人不同，在症状上也会有一些差异。就拿发热来说吧，小儿发热体温一般比较高，而且发展变化很快，早上37.8℃，中午就到了38.8℃，晚上可能就40℃了。究其原因，还是由小儿的生理特点决定的。从中医角度来说，我们每个人都有"正气"，它就像军队一样，保护着我们不被外敌侵略。外界的风啊、寒啊什么的就是让人得病的邪气，也就是敌人、是豺狼。"豺狼来了，迎接它的有猎枪"，面对敌人的侵扰，军队肯定会举枪应对。正气和邪气开战，打作一团，表现在人体就是发热。

而现代医学则认为，发热是体温调节中枢作用的结果。每个人都有体温调节中枢，在我们的大脑里，它会根据不同的情况来调节机体的温度，保持体温在37℃左右，保证体内许多重要的生理功能能够顺利完成。而感冒使体温调节中枢不能正常工作，错误判断机体的状态，做出了错误的决定，使体温增高，表现就是发热。

成人如此，小儿更是如此，而且还表现得尤为突出，这就是为什么小儿发热体温变化快、温度比较高的原因。

说完了发热，再来看其他小儿感冒的特有症状。小儿脾常不足，感受外邪后往往影响中焦气机，减弱运化功能，致乳食停积不化，阻滞中焦，出现脘腹胀满、不思乳食，或伴呕吐、泄泻，此即感冒夹滞。小儿神气怯弱，感邪之后热扰肝经，易导致心神不宁，生痰动风，出现一时性惊厥，此即感冒夹惊。

小儿感冒的治疗原则

中医认为，小儿感冒属于表证（因为邪气是从人的体表侵犯而发病的，所以称为表证），多是由于邪气侵犯人体肌表所致，又多与风邪相关，所以基本治疗原则为疏风解表（把侵犯人肌表的风邪疏散出去，解决体表的问题）。

中医的精髓是整体观念和辨证论治，用哲学语言来说，就是具体问题具体分析。十个孩子得了感冒,而具体到每个孩子,体质、病因、症状肯定不是完全一样的,治疗方法也不会完全相同。小儿感冒的中医治疗,在疏风解表这个基本原则的基础上,还要根据孩子的情况加以调整。

不同类型感冒的症状及治法

1. 风寒感冒

症状:恶寒发热,无汗,头痛,鼻塞流涕,打喷嚏,咳嗽,喉痒,舌偏淡,苔薄白,脉浮紧。

治法:辛温解表。

(1)推拿

选穴:天门,坎宫,太阳,耳后高骨,肺经,天河水,二扇门,一窝风。

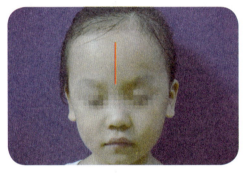
▲ 天门:两眉中间至前发际成一直线。

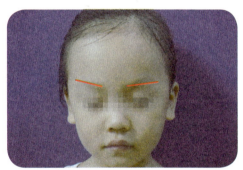
▲ 坎宫:自眉头起沿眉向眉梢成一横线。

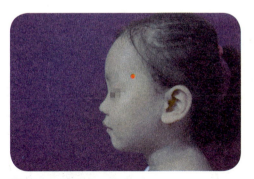
▲ 太阳:眉后凹陷处。

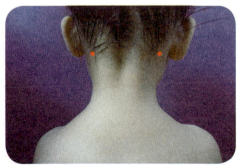
▲ 耳后高骨:耳后入发际,乳突下凹陷中。

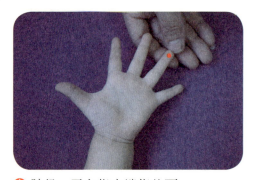
⏶ 肺经：无名指末端指纹面。

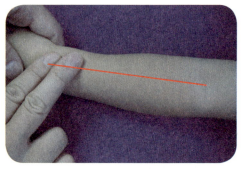
⏶ 天河水：前臂正中，总筋（大陵）至洪池（曲泽）成一直线。

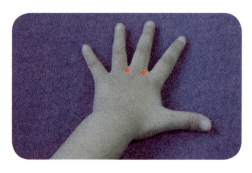
⏶ 二扇门：手背中指指根两侧凹陷处。

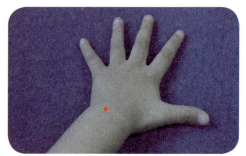
⏶ 一窝风：手背腕横纹正中凹陷处。

手法：开天门 200 次，推坎宫 200 次，揉太阳 200 次，揉耳后高骨 200 次，清肺经、清天河水各 300 次，掐二扇门 200 次，揉一窝风 200 次。

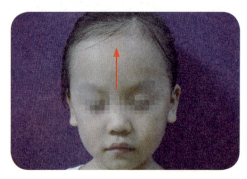
⏶ 开天门：两拇指自下而上交替直推。

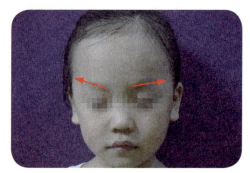
⏶ 推坎宫：两拇指自眉心向眉梢分推。

第六章 小儿常见病及对策

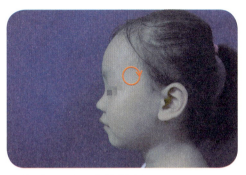
▲ 揉太阳：两中指端揉。

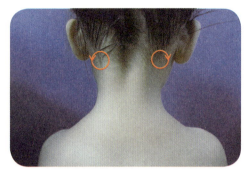
▲ 揉耳后高骨：两拇指或中指端揉。

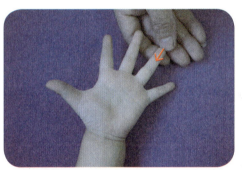
▲ 清肺经：用拇指向指根方向直推。

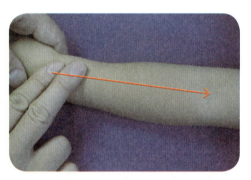
▲ 清天河水：用食中二指自腕推向肘。

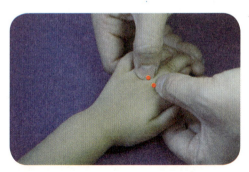
▲ 掐二扇门：用拇指指甲掐本穴。

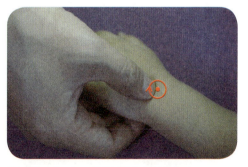
▲ 揉一窝风：用拇指指端揉本穴。

（2）药食同源

◎葱白姜汤饮

用料：葱白 2 段，生姜 3 片，红糖适量。

做法：葱白、生姜煎汤适量，加入红糖，每晚服 1 次，连服 3 天。服后建议盖被子轻微发汗。

（3）外治法

◎药浴方

用料：鲜生姜15克。

方法：将生姜捣烂加水煎取汁，兑入洗澡水为小儿洗澡。洗后擦干，保暖，使小儿微汗，每日1次。

2. 风热感冒

症状：发热重，恶风，有汗或无汗，头痛，鼻塞流黄涕，打喷嚏，咳嗽，痰黄黏，咽红或肿，口干而渴，舌质红，苔薄白或黄。

治法：辛凉解表。

（1）推拿

选穴：天门，坎宫，太阳，耳后高骨，肺经，天河水，脊，天柱骨。

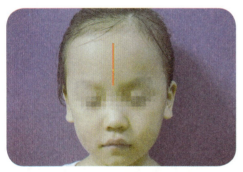
🔺天门：两眉中间至前发际成一直线。

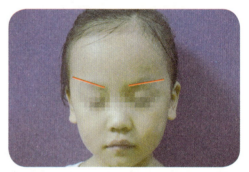
🔺坎宫：自眉头起沿眉向眉梢成一横线。

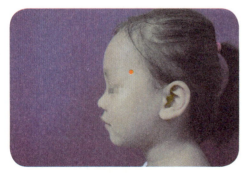
🔺太阳：眉后凹陷处。

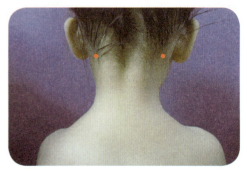
🔺耳后高骨：耳后入发际，乳突下凹陷中。

小儿常见病及对策

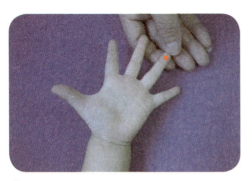

△ 肺经：无名指末端指纹面。

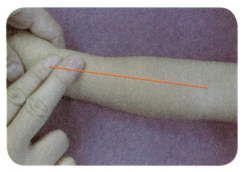

△ 天河水：前臂正中，总筋（大陵）至洪池（曲泽）成一直线。

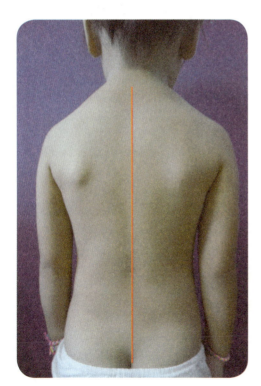

△ 天柱骨：颈后发际正中至大椎成一直线。

大椎：低头时，颈部最高的突起之下。长强：尾骨的末端。

◁ 脊：大椎至长强成一直线。

手法：开天门 200 次，推坎宫 200 次，揉太阳 200 次，揉耳后高骨 200 次，清肺经 300 次，清天河水 300 次，推脊 300 次，推天柱骨 300 次。

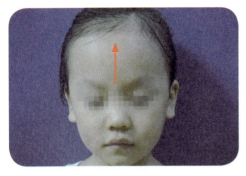
▲ 开天门：两拇指自下而上交替直推。

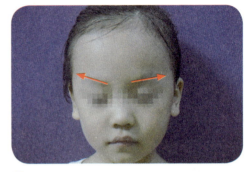
▲ 推坎宫：两拇指自眉心向眉梢分推。

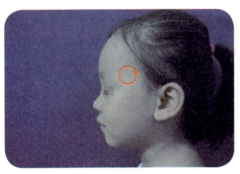
▲ 揉太阳：两中指端揉。

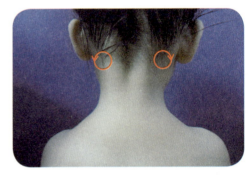
▲ 揉耳后高骨：两拇指或中指端揉。

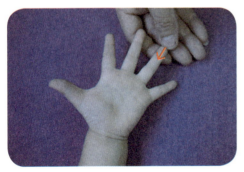
▲ 清肺经：用拇指向指根方向直推。

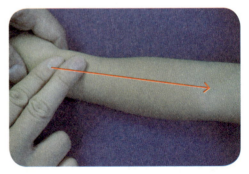
▲ 清天河水：用食中二指自腕推向肘。

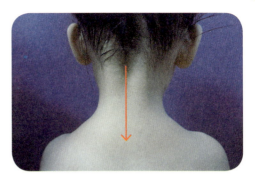

◎ 推天柱骨：用拇指或食中二指自上而下直推。

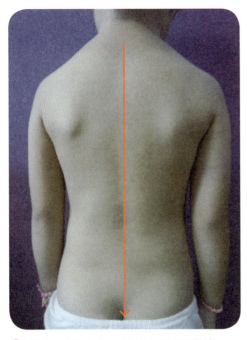

◎ 推脊：用食中二指自上而下直推。

（2）药食同源

◎三根饮

用料：白菜根 20 克，大葱根 2 段，芦根 20 克。

做法：上三味药水煎服，每次 10～20 毫升，每日 1 次，连服 2～3 天。

◎双花饮

用料：金银花 10 克，菊花 10 克，蜂蜜适量。

做法：金银花、菊花煮水，加蜂蜜，口服，每次 10～20 毫升，每日 1 次，连服 2～3 天。服后建议喝粥，全身微微有汗出最佳。

（3）外治法

◎药浴方

① 用料：金银花 50 克，连翘 50 克。

方法：上两味药加水煎汤。药液兑入洗澡水洗浴全身，每次 15 分钟（如无特殊说明，药浴均以此时间为佳），每日 1 次。

② 用料：荆芥、薄荷各 30 克。

方法：上两味药加水煎汤。药液兑入洗澡水洗浴全身，每日 1 次。

3. 时行感冒（俗称流行性感冒）

症状：全身症状较重，壮热嗜睡，汗出热不解，目赤咽红，肌肉酸痛，或有恶心呕吐，或见疹点散布，舌红苔黄。

治法：疏风清热解毒。

此型感冒症状较重，应尽快带孩子就医，以免耽误病情。

❋ 其他症状治疗

根据小儿体质不同等原因，感冒往往还会有一些其他症状，父母可以根据孩子的具体情况选择相应的处理方法。

1. 夹痰

症状：感冒兼见咳嗽较剧，咳声重浊，喉中痰鸣，苔滑腻。

（1）推拿

选穴：外劳宫，肺俞，内八卦，五指节，大、小横纹。

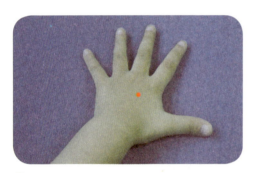

▲ 外劳宫：手背第2、3掌骨间。

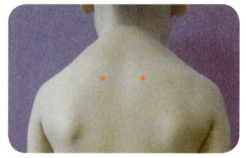

▲ 肺俞：第3胸椎棘突下旁开1.5寸。

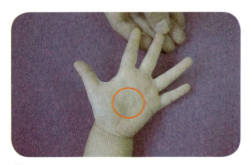

▲ 内八卦：手掌面，以掌心为中点，至中指根横纹约2/3处为半径所做的圆。

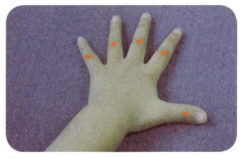

▲ 五指节：手背五指第1指间关节。

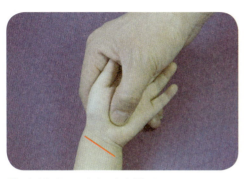
大横纹：手掌面腕横纹。

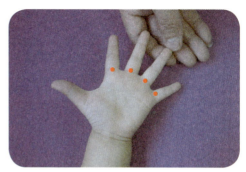
小横纹：手掌面，食指、中指、无名指、小指根节横纹处。

手法：揉外劳宫、揉肺俞各100次，运内八卦200次，揉五指节200次，推大、小横纹各200次。

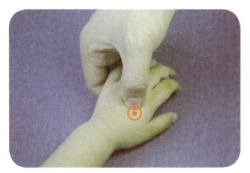
揉外劳宫：用拇指指端揉本穴。

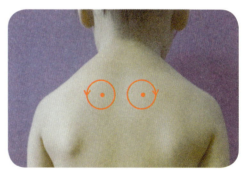
揉肺俞：用拇指指端揉本穴。

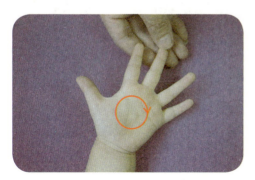
运内八卦：用运法顺时针方向掐运。

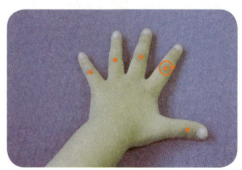
揉五指节：用拇指和食指揉搓。

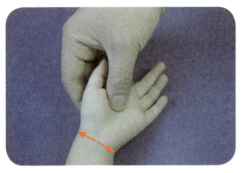 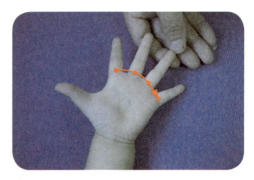

⚠ 推大横纹：两拇指自腕横纹中点（总筋）向两旁分推。
⚠ 推小横纹：两拇指侧推小横纹。

（2）药食同源

◎陈梨饮

用料：陈皮30克，梨1个。

做法：梨洗净，带皮切块去核，加水300毫升，与陈皮共同煮水。口服，每次20～30毫升，每日3～5次，连服1周。

2. 夹滞

症状：感冒兼见脘腹胀满，不思饮食，呕吐酸腐，口气秽浊，大便酸臭，或腹痛泄泻，或大便秘结，舌苔垢腻，脉滑。

（1）推拿

选穴：脾经，大肠经，肾经，足三里，脊。

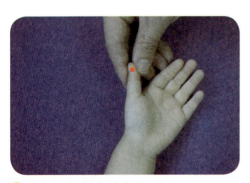 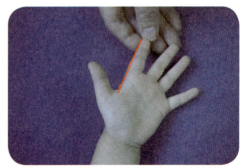

⚠ 脾经：拇指末端指纹面。
⚠ 大肠经：食指桡侧缘，自食指尖至虎口成一直线。

小儿常见病及对策 第六章

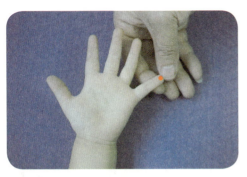
⚠ 肾经：小指末端指纹面。

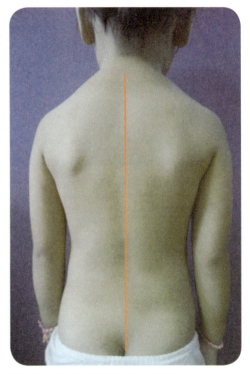
⚠ 脊：大椎至长强成一直线。

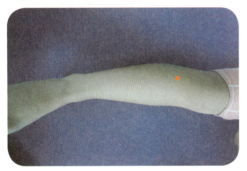
⚠ 足三里：外膝眼下3寸。

手法：清脾经300次，清大肠经200次，补肾经300次；揉双足三里2～3分钟；捏脊，每日捏1～2次，每次捏6～8遍。

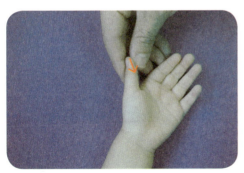
⚠ 清脾经：由指端向指根方向直推。

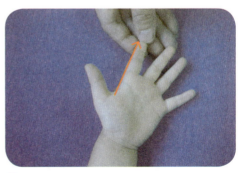
⚠ 清大肠经：从虎口直推向食指尖。

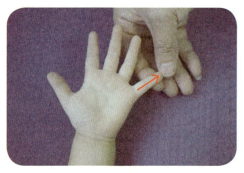

⬢ 补肾经：由指根向指尖方向直推。

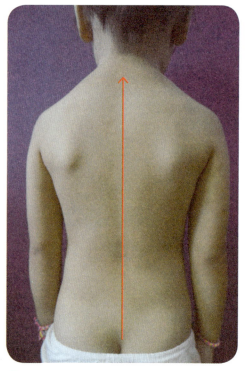

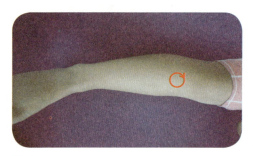

⬢ 揉足三里：拇指按揉足三里。

⬢ 捏脊：从下向上捏。

（2）药食同源

◎金楂饮

用料：山楂 30 克，鸡内金 30 克。

做法：山楂洗净，去核，加水 300 毫升，与鸡内金共同煮水。口服，每次 20～30 毫升，每日 3～5 次，连服 1 周。

日常护理

（1）小儿感冒期间饮食要清淡，多喝稀粥，减轻脾胃负担，建议多喝白米粥、玉米面粥。

（2）小儿感冒期间注意多喝白开水，尽量不喝各种饮料，包括各种所谓的功能饮料。大家一定要记住，白开水是最好的。

（3）症状不同，证型不同，饮食禁忌也会不同。如风寒感冒忌食生冷瓜果及冷饮；风热感冒发热期，应忌油腻荤腥及甘甜食品；风热感冒恢复期，不宜吃辛热的食物。

(4)鼓励孩子平时适当锻炼身体，多进行户外活动，增强体质。

(5)对于父母来说，要每天关注气温变化，及时给孩子增减衣物，尤其是在气候变化剧烈的季节交替时。也要注意，不要给孩子穿得太多，时刻记住那句俗语"要想小儿安，三分饥与寒"。

(6)最后也是最重要的一点，我们都知道冬春季节感冒高发，这时要少带孩子去公共场所，避免交叉感染。

二、咳 嗽

凡因感受外邪或脏腑功能失调，影响肺的正常生理功能，造成小儿肺气上逆，出现咳、吐痰，即称"咳嗽"。中医认为有声无痰为咳，有痰无声为嗽，一般多为痰声并见，难以截然分开，故以咳嗽并称。

小儿咳嗽的特点

小儿咳嗽发病率较高，尤其在冬春季节交替或气温变化较大之时多见，多发生于幼儿，可继发于感冒之后。咳嗽作为一种症状，可见于许多疾病中，在这里应当强调的是只有当咳嗽为主症时，方可诊断，若是在其他疾病中出现咳嗽症状，则不属于本病范畴。

小儿咳嗽的病因

中医称肺脏为"娇脏"，指的是肺比较娇嫩，易被邪气侵犯而发病。中医认为，肺在人体的上部，为脏腑之华盖，就像皇帝出行打的伞一样；肺脏开窍于鼻，外合皮毛，外邪容易从口鼻皮毛而入，多先侵犯肺。小儿的生理特点是脏腑娇嫩，形气未充，也就是说小儿时期机体各系统和器官的形态发育都不成熟，生理功能都是不完善的，也包括肺脏。咳嗽是肺功能出现问题后的常见症状，"肺为娇脏""小儿脏腑娇嫩"这两方面的因素相加，导致小儿更容易出现咳嗽。

小儿咳嗽的治疗原则

上面谈到了咳嗽主要与肺脏相关，中医学所说的肺脏不完全等同于我们给孩子拍胸片能够看到的现代医学所说的肺，这一点要请各位父母注意。中医有句名言"脾为生痰之源，肺为储痰之器"，认为咳嗽多与肺脏相关，同时也与脾脏相关，脾胃不好的小儿容易生痰，容易咳嗽。在中医理论中，肺与肾的关系也十分紧密，所以咳嗽还可能与肾有关。父母要注意，这里说的脾和肾当然也与现代医学中脾、肾的概念不一样。

咳嗽可能伴随有痰，而咳嗽的病因也可能不止与肺有关，所以咳嗽的基本治疗原则大多都是以止咳、化痰为主，并根据证型、病位等的不同辨证论治。

不同类型咳嗽的症状及治法

1. 风寒咳嗽

症状：咳嗽频作，咽痒声重，痰白清稀，鼻塞流涕，恶寒少汗，或有发热头痛，全身酸痛，舌苔薄白，指纹浮红。

治法：散寒宣肺。

（1）推拿

选穴：肺经，大肠经，膻中，肺俞，肩胛骨，脊。

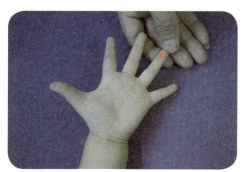
▲ 肺经：无名指末端指纹面。

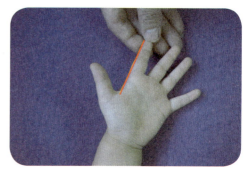
▲ 大肠经：食指桡侧缘，自食指尖至虎口成一直线。

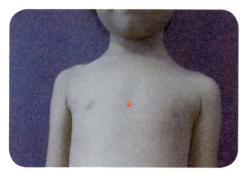
▲ 膻中：两乳头连线中点。

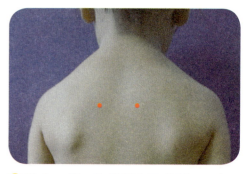
▲ 肺俞：第3胸椎棘突下旁开1.5寸。

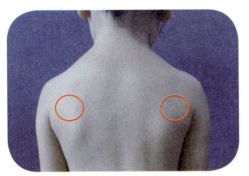

⬢ 肩胛骨：后背两侧翼状骨。

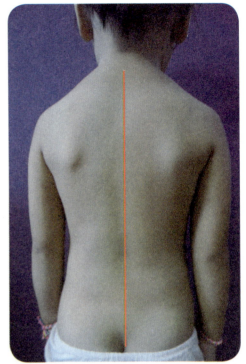

⬢ 脊：大椎至长强成一直线。

手法：清肺经300次，清大肠经200次，擦膻中2～3分钟，揉肺俞300次，分推肩胛骨50～100次，捏脊6～8遍。

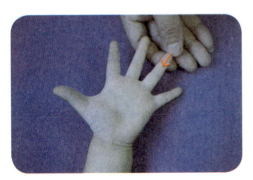

⬢ 清肺经：用拇指向指根方向直推。

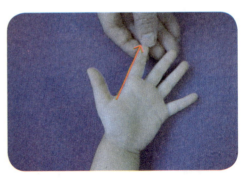

⬢ 清大肠经：从虎口直推向食指尖。

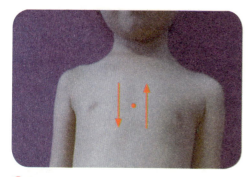
⚠ 擦膻中：手掌或三指/四指并拢上下推擦膻中。

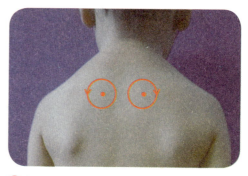
⚠ 揉肺俞：用拇指指端揉本穴。

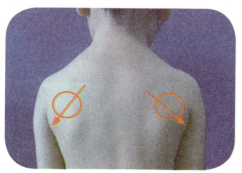
⚠ 分推肩胛骨：双手掌自内而外分推肩胛骨区域。

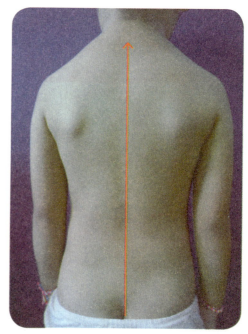
⚠ 捏脊：从下向上捏。

（2）药食同源

◎生姜冰梨饮

用料：生姜10克，梨1个，大块冰糖3粒。

做法：梨去核，带皮切块，加冰糖、生姜，水适量，煮30分钟左右即可，分两次服食。

2. 风热咳嗽

症状：咳嗽不爽，痰黄黏稠，不易咯出，口渴咽痛，鼻流浊涕，伴有发热头痛，恶风，微汗出，舌质红，苔薄黄，指纹红紫。

治法：疏风清肺。

（1）推拿

选穴：肺经，肝经，大肠经，天河水，膻中，肺俞，肩胛骨，脊。

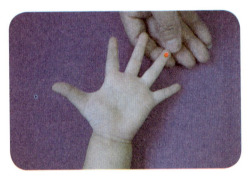
⚠ 肺经：无名指末端指纹面。

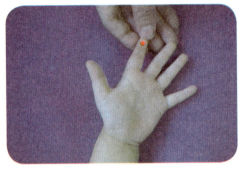
⚠ 肝经：食指末端指纹面。

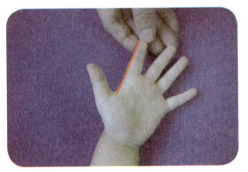
⚠ 大肠经：食指桡侧缘，自食指尖至虎口成一直线。

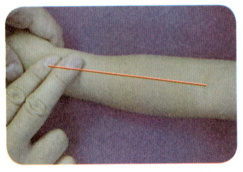
⚠ 天河水：前臂正中，总筋（大陵）至洪池（曲泽）成一直线。

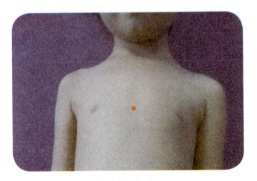
⚠ 膻中：两乳头连线中点。

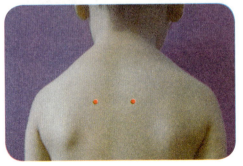
⚠ 肺俞：第3胸椎棘突下旁开1.5寸。

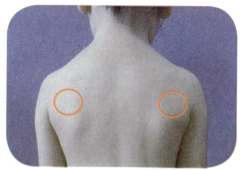
⚠ 肩胛骨：后背两侧翼状骨。

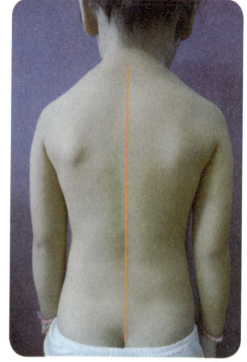
⚠ 脊：大椎至长强成一直线。

手法：清肺经 300 次，清大肠经 200 次，清肝经 200 次，清天河水 300 次，擦膻中 2～3 分钟，揉肺俞 300 次，分推肩胛骨 50～100 次，捏脊 6～8 遍。

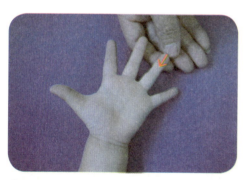
⚠ 清肺经：用拇指向指根方向直推。

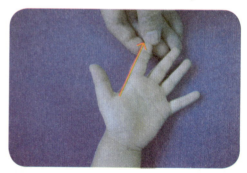
⚠ 清大肠经：从虎口直推向食指尖。

小儿常见病及对策

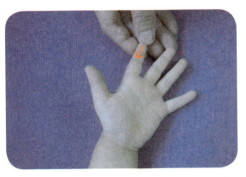
⚠ 清肝经：以拇指由指端向指根方向直推。

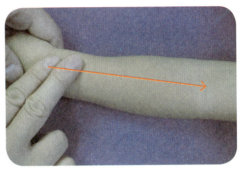
⚠ 清天河水：用食中二指自腕推向肘。

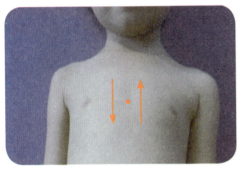
⚠ 擦膻中：手掌或三指/四指并拢上下推擦膻中。

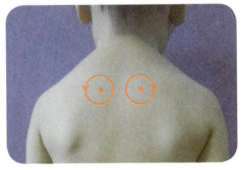
⚠ 揉肺俞：用拇指指端揉本穴。

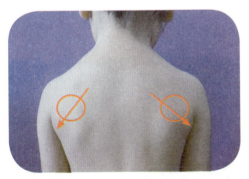
⚠ 分推肩胛骨：双手掌自内而外分推肩胛骨区域。

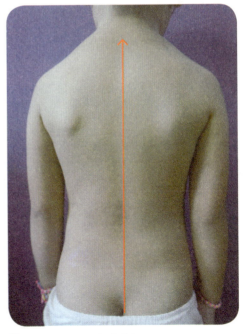
⚠ 捏脊：从下向上捏。

（3）药食同源

◎川贝冰梨饮

用料：川贝10克，梨1个，大块冰糖3粒。

做法：梨去核，带皮切块，加冰糖、川贝，水适量，煮30分钟左右即可，分两次服食。

◎二花一皮汤

用料：金银花10克，菊花10克，陈皮10克。

做法：上三味药加水300毫升，煮沸10分钟。口服，每次10～20毫升，每日1次，连服2～3天。

（3）外治法

◎药浴方

①用料：金银花、连翘各50克。

方法：上两味药加水煎汤。药液兑入洗澡水洗浴全身，每次15分钟，每日1次。

②用料：荆芥、桔梗各30克。

方法：上两味药加水煎汤。药液兑入洗澡水洗浴全身，每次15分钟，每日1次。

3. 痰热咳嗽

症状：咳嗽痰黄，稠黏难咯，面赤唇红，口苦，或有发热、烦躁不宁，尿少色黄，舌红苔黄腻，指纹色紫。

治法：清肺化痰。

（1）推拿

选穴：肺经，大肠经，肝经，六腑，掌小横纹，膻中，肩胛骨，肺俞，脊。

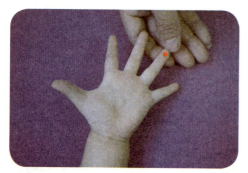

▲ 肺经：无名指末端指纹面。

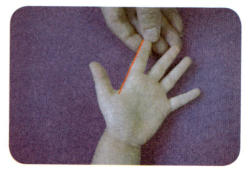

▲ 大肠经：食指桡侧缘，自食指尖至虎口成一直线。

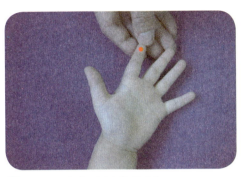
⚠ 肝经：食指末端指纹面。

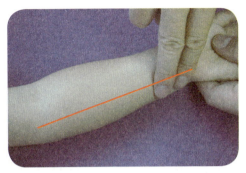
⚠ 六腑：前臂尺侧，阴池（神门）至肘成一直线。

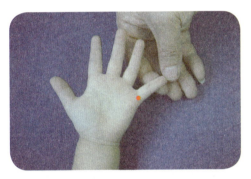
⚠ 掌小横纹：手掌面，小指根下，尺侧横纹头。

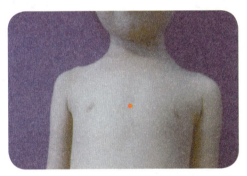
⚠ 膻中：两乳头连线中点。

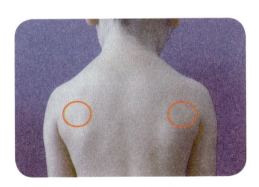
⚠ 肩胛骨：后背两侧翼状骨。

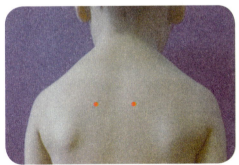
⚠ 肺俞：第3胸椎棘突下旁开1.5寸。

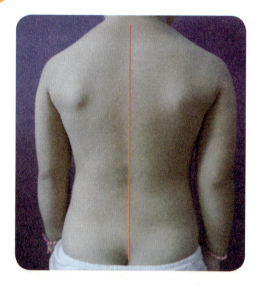

◀ 脊：大椎至长强成一直线。

手法：清肺经300次，清大肠经、清肝经各200次，退六腑300次，揉掌小横纹200次，擦膻中2~3分钟，揉肺俞300次，分推肩胛骨50~100次，捏脊6~8遍。

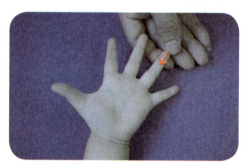

▲ 清肺经：用拇指向指根方向直推。

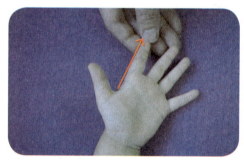

▲ 清大肠经：从虎口直推向食指尖。

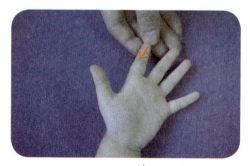

▲ 清肝经：以拇指由指端向指根方向直推。

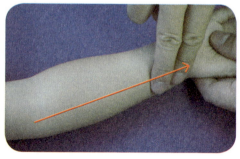

▲ 退六腑：用拇指指面或食中二指指面自肘推向腕。

小儿常见病及对策

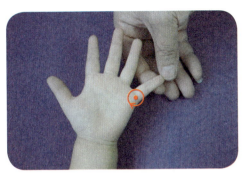
⚠ 揉掌小横纹：中指或拇指按揉。

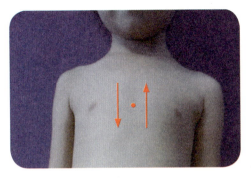
⚠ 擦膻中：手掌或三指/四指并拢上下推擦本穴。

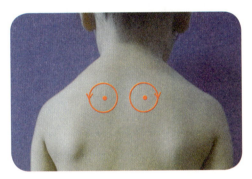
⚠ 揉肺俞：用拇指指端揉本穴。

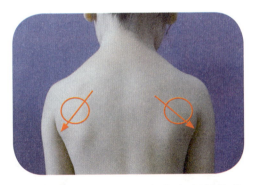
⚠ 分推肩胛骨：双手掌自内而外分推肩胛骨区域。

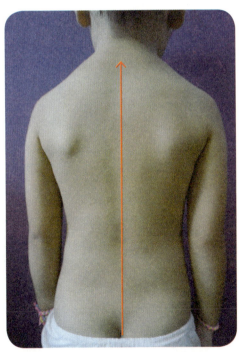
⚠ 捏脊：从下向上捏。

（2）药食同源

◎黄皮饮

用料：陈皮10克，黄芩10克。

做法：上两味药共同煮水，口服，每次20～30毫升，每日3～5次，连服1周。

4. 痰湿咳嗽

症状：咳嗽重浊，痰多壅盛，色白而稀，胸闷纳呆，苔白腻。

治法：化痰燥湿。

（1）推拿

选穴：肺经，大肠经，脾经，内八卦，膻中，肺俞，肩胛骨，脊。

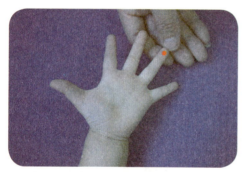
▲ 肺经：无名指末端指纹面。

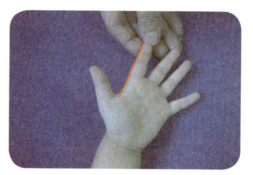
▲ 大肠经：食指桡侧缘，自食指尖至虎口成一直线。

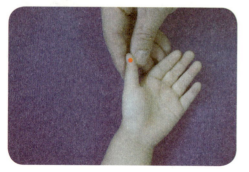
▲ 脾经：拇指末端指纹面。

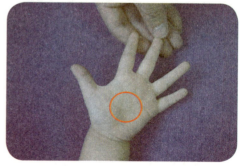
▲ 内八卦：手掌面，以掌心为中心，至中指根横纹约2/3处为半径所做的圆。

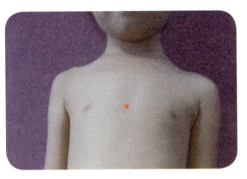
△ 膻中：两乳头连线中点。

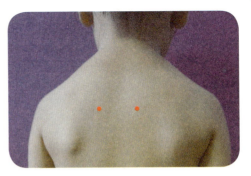
△ 肺俞：第3胸椎棘突下旁开1.5寸。

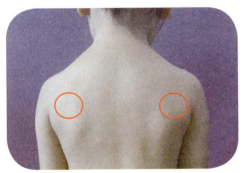
△ 肩胛骨：后背两侧翼状骨。

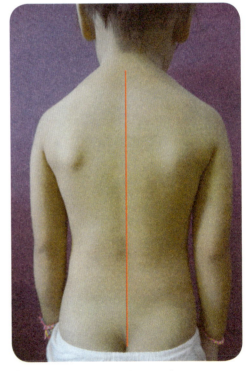
△ 脊：大椎至长强成一直线。

手法：清肺经300次，清大肠经200次，清脾经300次，运内八卦300次，擦膻中2～3分钟，揉肺俞300次，分推肩胛骨50～100次，捏脊6～8遍。

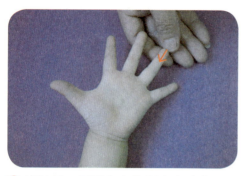
⚠ 清肺经：用拇指向指根方向直推。

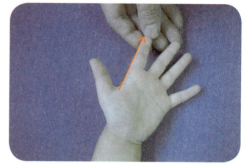
⚠ 清大肠经：从虎口直推向食指尖。

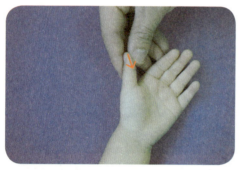
⚠ 清脾经：由指端向指根方向直推。

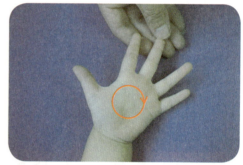
⚠ 运内八卦：用运法顺时针方向掐运。

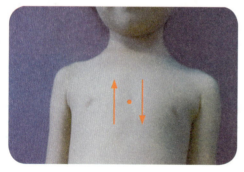
⚠ 擦膻中：手掌或三指/四指并拢上下推擦本穴。

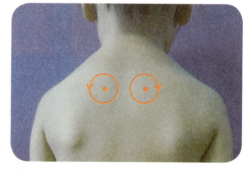
⚠ 揉肺俞：用拇指指端揉本穴。

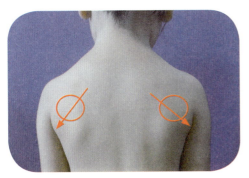

⚠ 分推肩胛骨：双手掌自内而外分推肩胛骨区域。

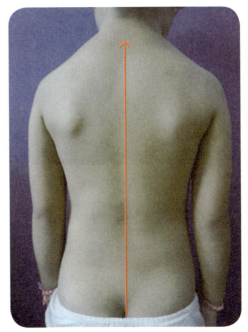

⚠ 捏脊：从下向上捏。

（2）药食同源

◎山药薏米粥

用料：淮山药1根，薏米30克。

做法：山药去皮，切成小块，加薏米，再加两碗水，熬半小时后，分2～3次服食。

5. 阴虚咳嗽

症状：干咳无痰，或痰少而黏，不易咯出，口渴咽干，喉痒声嘶，手足心热，或咳嗽带血，午后潮热，舌红少苔。

治法：滋阴润肺，兼清余热。

（1）推拿：

选穴：肺经，大肠经，内八卦，天河水，涌泉，膻中，肺俞，肩胛骨，脊。

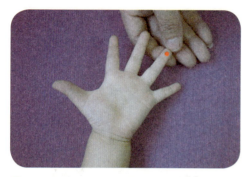
🔺 肺经：无名指末端指纹面。

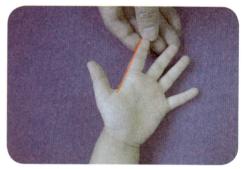
🔺 大肠经：食指桡侧缘，自食指尖至虎口成一直线。

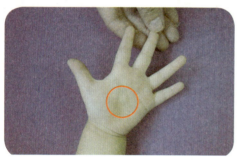
🔺 内八卦：手掌面，以掌心为中点，至中指根横纹约2/3处为半径所做的圆。

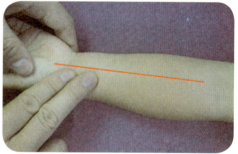
🔺 天河水：前臂正中，总筋（大陵）至洪池（曲泽）成一直线。

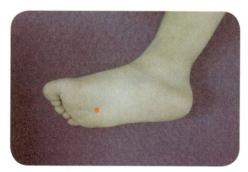
🔺 涌泉：屈趾，足掌心前正中凹陷中。

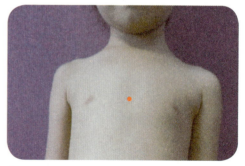
🔺 膻中：两乳头连线中点。

小儿常见病及对策

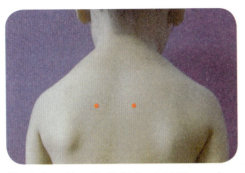
▲ 肺俞：第 3 胸椎棘突下旁开 1.5 寸。

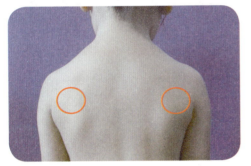
▲ 肩胛骨：后背两侧翼状骨。

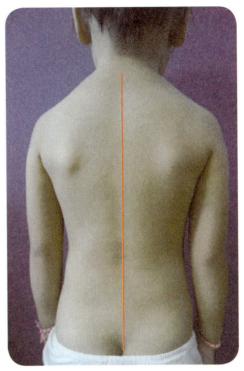
▲ 脊：大椎至长强成一直线。

手法：清肺经 300 次，清大肠经 200 次，运内八卦 300 次，清天河水 100 次，推涌泉 200 次，擦膻中 2～3 分钟，揉肺俞 300 次，分推肩胛骨 50～100 次，捏脊 6～8 遍。

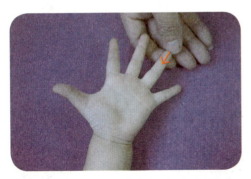
▲ 清肺经：用拇指向指根方向直推。

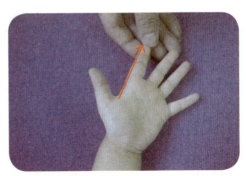
▲ 清大肠经：从虎口直推向食指尖。

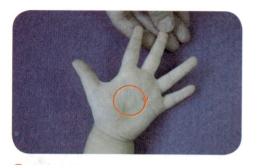
⚠ 运内八卦：用运法顺时针方向掐运。

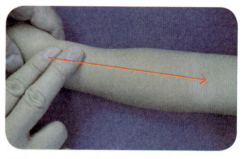
⚠ 清天河水：用食中二指自腕推向肘。

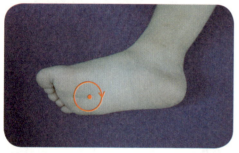
⚠ 推涌泉：用拇指向足趾方向推揉。

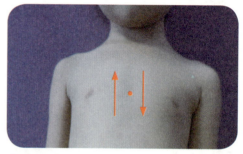
⚠ 擦膻中：手掌或三指/四指并拢上下推擦本穴。

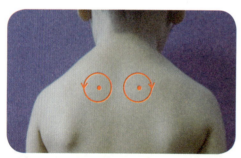
⚠ 揉肺俞：用拇指指端揉本穴。

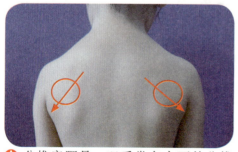
⚠ 分推肩胛骨：双手掌自内而外分推肩胛骨区域。

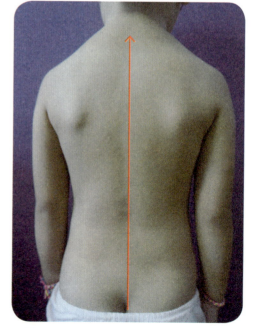
⚠ 捏脊：从下向上捏。

（2）药食同源

◎百合银耳羹

用料：百合15克，银耳30克。

做法：上药分别洗净，加水适量，锅内小火煮30～40分钟，分3～4次服用。

6. 气虚咳嗽

症状：咳而无力，痰白清稀，面色苍白，气短懒言，语声低微，喜温畏寒，体虚多汗，舌质淡嫩。

治法：健脾补肺，益气化湿。

（1）推拿

选穴：肺经，大肠经，内八卦，脾经，足三里，膻中，肺俞，肩胛骨，脊。

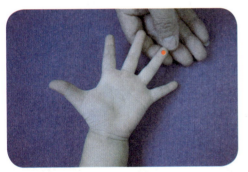
🔺 肺经：无名指末端指纹面。

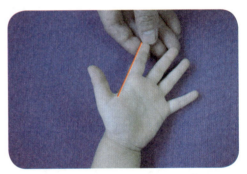
🔺 大肠经：食指桡侧缘，自食指尖至虎口成一直线。

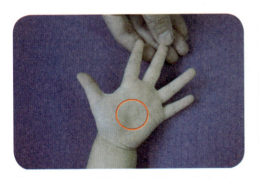
🔺 内八卦：手掌面，以掌心为中点，至中指根横纹约2/3处为半径所做的圆。

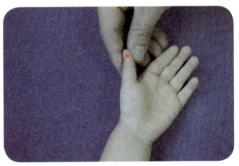
🔺 脾经：拇指末端指纹面。

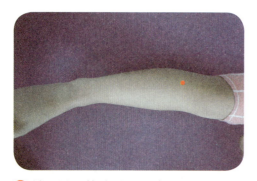
△ 足三里：外膝眼下3寸。

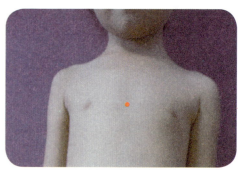
△ 膻中：两乳头连线中点。

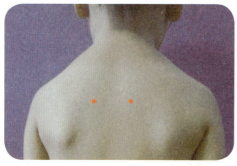
△ 肺俞：第3胸椎棘突下旁开1.5寸。

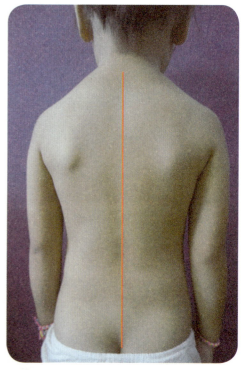
△ 脊：大椎至长强成一直线。

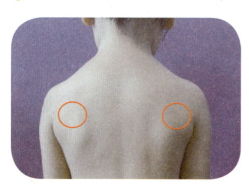
△ 肩胛骨：后背两侧翼状骨。

手法：清肺经200次，清大肠经100次，运内八卦300次，补脾经300次，揉足三里2～3分，擦膻中2～3分钟，揉肺俞300次，分推肩胛骨50～100次，捏脊6～8遍。

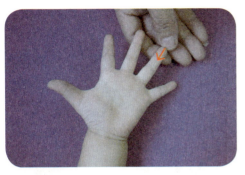
⚠ 清肺经：用拇指向指根方向直推。

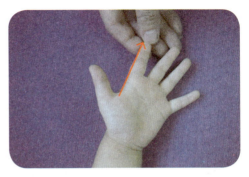
⚠ 清大肠经：从虎口直推向食指尖。

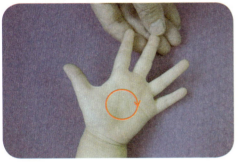
⚠ 运内八卦：用运法顺时针方向掐运。

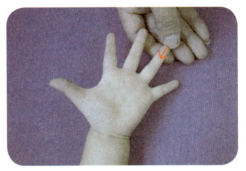
⚠ 补脾经：旋推或将小儿拇指屈曲，循拇指桡侧边缘向掌根方向直推。

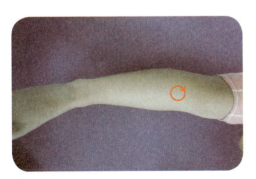
⚠ 揉足三里：拇指按揉足三里。

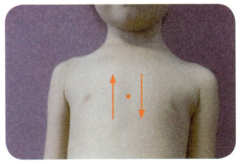
⚠ 擦膻中：手掌或三指/四指并拢上下推擦本穴。

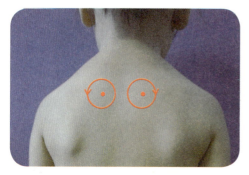

⬗ 揉肺俞：用拇指指端揉本穴。

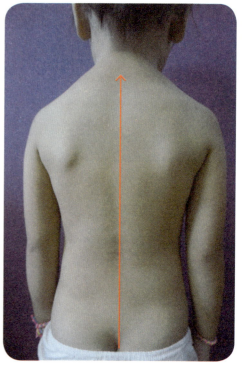

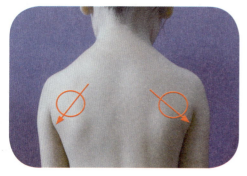

⬗ 分推肩胛骨：双手掌自内而外分推肩胛骨区域。

⬗ 捏脊：从下向上捏。

（3）药食同源

◎党参山药粥

用料：党参50克，山药50克，大米适量。

做法：加水300毫升，山药去皮切块，加入党参、大米，熬半小时后，分2～3次服食。

日常护理

（1）保持室内空气新鲜，定时开窗通风换气。不在室内吸烟。

（2）根据温度变化及时增减衣服。

（3）保持室内适当的湿度，避免过分干燥。

（4）保证孩子充足的睡眠，鼓励孩子进行适当的户外活动。

（5）多吃新鲜蔬菜、水果，避免暴饮暴食、过食油腻及辛辣刺激食物。多喝白开水，尽量不给孩子喝各种饮料。

三、肺炎喘嗽

肺炎喘嗽是小儿时期常见的呼吸道疾病之一，主要症状为发热、咳嗽、痰涎壅盛、气急、鼻翼扇动，严重者可见涕泪俱闭、面色苍白或发绀等。

小儿肺炎喘嗽的特点

本病初期症状类似感冒、咳嗽，典型临床表现有发热、咳嗽、气促、鼻翼扇动等。如果治疗不及时，可出现腹胀、便秘、高热、神昏、抽搐、唇甲发绀、舌有瘀斑、面白肢冷，或伴有呼吸急促，心烦不安，右胁下痞块增大等重危之象，甚至死亡。应当引起高度重视。

小儿肺炎喘嗽的病因

中医认为肺主气，司呼吸，外合皮毛，开窍于鼻。小儿或先天禀赋不足，或后天喂养失宜，或久病不愈，或病后失调，则致正气虚弱，腠理不密，而易感受外邪。归根到底还是由小儿"脏腑娇嫩，形气未充"的生理特点决定的。

小儿肺炎喘嗽的典型症状

小儿肺炎喘嗽虽然初期可能类似于感冒、咳嗽，但其发展较快，是儿科急症之一。主要症状为发热、咳嗽、痰壅、气急，因此急性发作期就应及时就医。重点在缓解期的调养，使其不发作，少发作，发作间隔越来越长。这也是符合中医"不治已病治未病"的思想的。

小儿肺炎喘嗽的治疗原则

小儿肺炎喘嗽中医认为病位在肺，与痰密切相关。脾为生痰之源，肺为储痰之器，凡出现咳嗽、气喘等症状的疾病，多与脾肺相关。具体到小儿肺炎喘嗽来说，其基本治疗原则为开肺化痰、止咳平喘，并根据证型不同辨证论治。

不同类型肺炎喘嗽的症状及治法

1. 风寒闭肺

症状：恶寒发热，无汗不渴，咳嗽气急，痰稀色白，舌淡红，苔薄白。
治法：辛温开肺，化痰止咳。

（1）推拿

选穴：肺经，大肠经，二马，四横纹，内八卦。

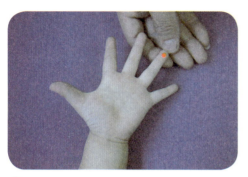

🔺 肺经：无名指末端指纹面。

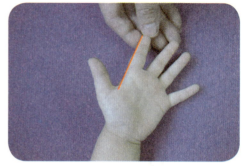

🔺 大肠经：食指桡侧缘，自食指尖至虎口成一直线。

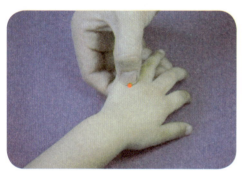

🔺 二马：手背无名指与小指掌骨缝凹陷中。

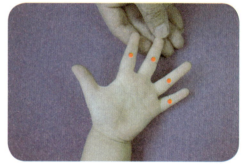

🔺 四横纹：手掌面，食指、中指、无名指、小指第1指间关节横纹处。

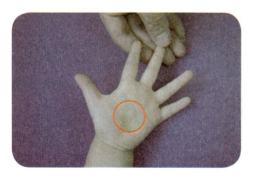

🔻 内八卦：手掌面，以掌心为中点，至中指根横纹约2/3处为半径所做的圆。

手法：清肺经300次，清大肠经200次，揉二马300次，推四横纹300次，逆运内八卦300次。

小儿常见病及对策 第六章

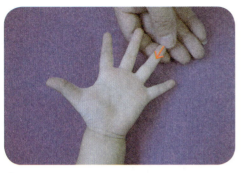
△ 清肺经：用拇指向指根方向直推。

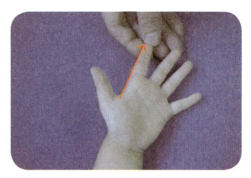
△ 清大肠经：从虎口直推向食指尖。

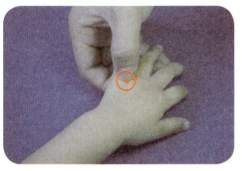
△ 揉二马：拇指按揉本穴。

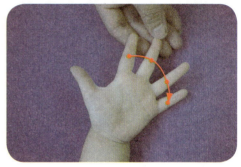
△ 推四横纹：从食指横纹处推向小指横纹处。

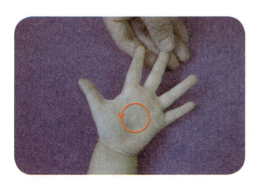
△ 逆运内八卦：逆时针方向运内八卦。

（2）药食同源

◎姜糖饮

用料：生姜10克，冰糖少许。

做法：生姜、冰糖加水适量，煮15分钟左右即可，分2次服。

◎红白饮

用料：葱白2根，生姜3片，红糖适量。

做法：葱白、生姜、红糖煎汤适量，口服，每晚1次，连服3次。服后建议盖被轻微发汗。

2. 风热闭肺

症状：发热恶风，微有汗出，口渴欲饮，咳嗽，痰稠色黄，呼吸急促，咽红，舌尖红，苔薄黄。

治法：辛凉宣肺，清热化痰。

（1）推拿

选穴：肺经，大肠经，二马，四横纹，六腑，内八卦。

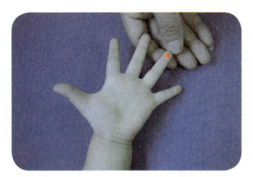

▲ 肺经：无名指末端指纹面。

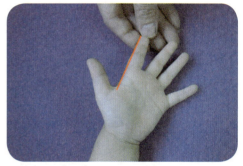

▲ 大肠经：食指桡侧缘，自食指尖至虎口成一直线。

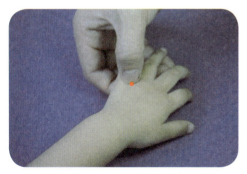

▲ 二马：手背无名指与小指掌骨缝凹陷中。

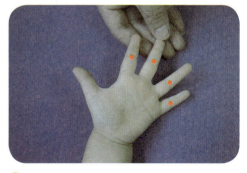

▲ 四横纹：手掌面，食指、中指、无名指、小指第1指间关节横纹处。

小儿常见病及对策

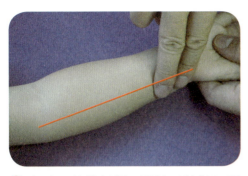

⚠ 六腑：前臂尺侧，阴池（神门）至肘成一直线。

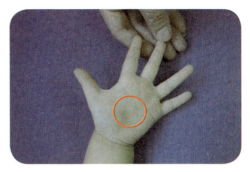

⚠ 内八卦：手掌面，以掌心为中点，至中指根横纹约2/3处为半径所做的圆。

手法：清肺经 500 次，清大肠经 200 次，揉二马 500 次，推四横纹 300 次，退六腑 200 次，逆运内八卦 300 次。

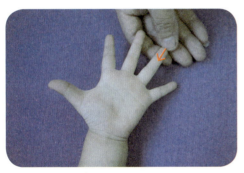

⚠ 清肺经：用拇指向指根方向直推。

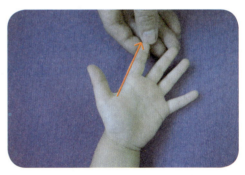

⚠ 清大肠经：从虎口直推向食指尖。

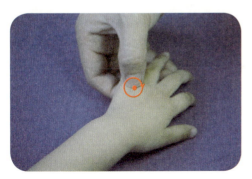

⚠ 揉二马：拇指按揉本穴。

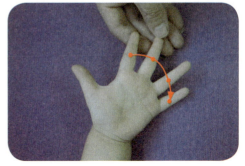

⚠ 推四横纹：从食指横纹处推向小指横纹处。

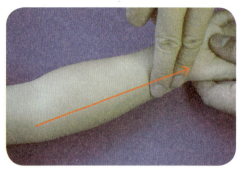 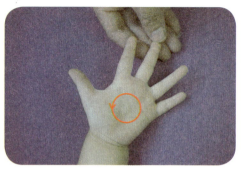

⚠ 退六腑：用拇指指面或食中二指指面自肘推向腕。

⚠ 逆运内八卦：逆时针方向运内八卦。

（2）药食同源

◎银翘开肺汤

用料：金银花10克，连翘10克，桔梗10克，黄芩10克。

做法：上药加水煮沸。口服，每次10～20毫升，每日1次，连服2～3天。

（3）外治法

◎足浴方

用料：金银花50克，连翘50克，桔梗50克，黄芩50克。

方法：上药加水煎汤。用药液泡脚，每次15分钟，每日1次。

◎药浴方

用料：金银花50克，桔梗50克。

方法：上药加水煎汤。药液兑入洗澡水洗浴全身，每日1次。

3. 痰热闭肺

症状：壮热烦躁，喉间痰鸣，痰稠色黄，气促喘憋，鼻翼扇动，或口唇青紫，舌红，苔黄腻。

治法：清热宣肺，涤痰定喘。

（1）推拿

选穴：肺经，大肠经，肝经，脾经，二马，四横纹，六腑，内八卦。

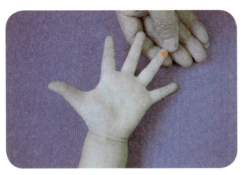
⚠ 肺经：无名指末端指纹面。

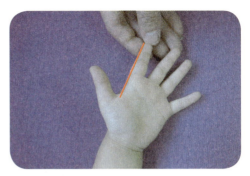
⚠ 大肠经：食指桡侧缘，自食指尖至虎口成一直线。

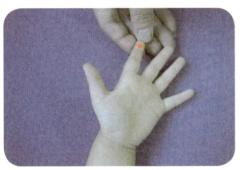
⚠ 肝经：食指末端指纹面。

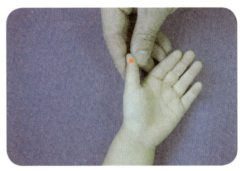
⚠ 脾经：拇指末端指纹面。

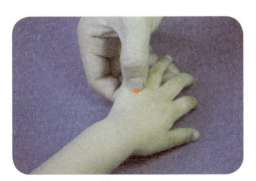
⚠ 二马：手背无名指与小指掌骨缝凹陷中。

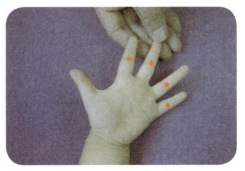
⚠ 四横纹：手掌面，食指、中指、无名指、小指第1指间关节横纹处。

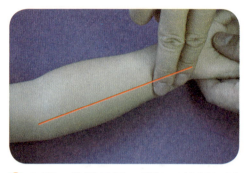
⚠ 六腑：前臂尺侧，阴池（神门）至肘成一直线。

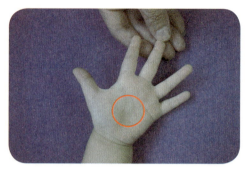
⚠ 内八卦：手掌面，以掌心为中点，至中指根横纹约2/3处为半径所做的圆。

手法：清肺经300次，清大肠经、清肝经、清脾经各200次，揉二马300次，推四横纹300次，退六腑300次，逆运内八卦300次。

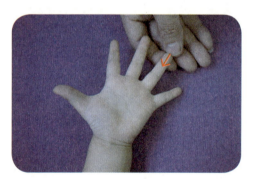
⚠ 清肺经：用拇指向指根方向直推。

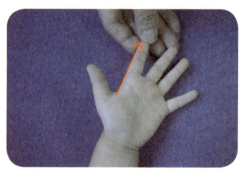
⚠ 清大肠经：从虎口直推向食指尖。

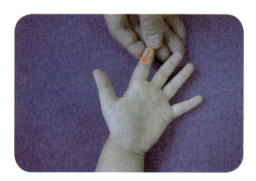
⚠ 清肝经：以拇指由指端向指根方向直推。

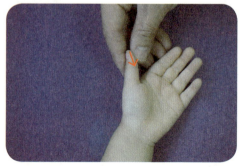
⚠ 清脾经：由指端向指根方向直推。

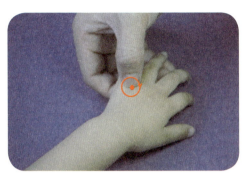
△ 揉二马：拇指按揉本穴。

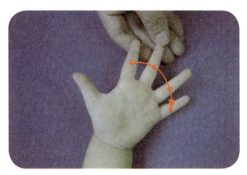
△ 推四横纹：从食指横纹处推向小指横纹处。

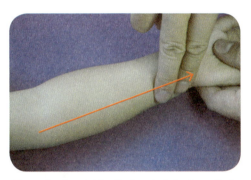
△ 退六腑：用拇指指面或食中二指指面自肘推向腕。

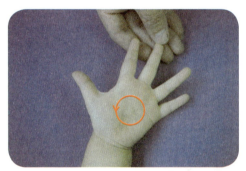
△ 逆运内八卦：逆时针方向运内八卦。

（2）药食同源

◎三仁粳米粥

用料：桃仁 20 克，薏苡仁、冬瓜仁各 30 克，粳米 50 克。

做法：将桃仁、薏苡仁、冬瓜仁与粳米同煮为粥，晨起服食，连服 3 天。

4. 痰浊闭肺

症状：咳嗽气喘，喉间痰鸣，咯吐痰涎，胸闷气促，食欲不振，舌淡，苔白腻。

治法：温肺平喘，涤痰开闭。

（1）推拿

选穴：肺经，大肠经，脾经，二马，四横纹，六腑，内八卦，膻中。

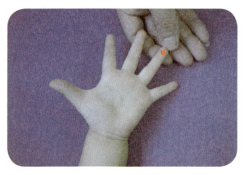

⚠ 肺经：无名指末端指纹面。

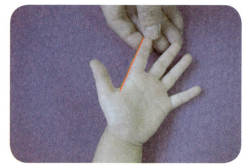

⚠ 大肠经：食指桡侧缘，自食指尖至虎口成一直线。

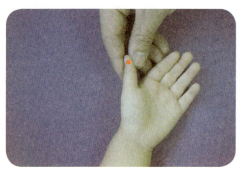

⚠ 脾经：拇指末端指纹面。

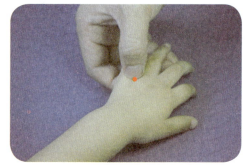

⚠ 二马：手背无名指与小指掌骨缝凹陷中。

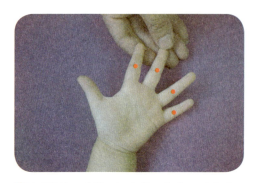

⚠ 四横纹：手掌面，食指、中指、无名指、小指第1指间关节横纹处。

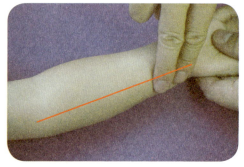

⚠ 六腑：前臂尺侧，阴池（神门）至肘成一直线。

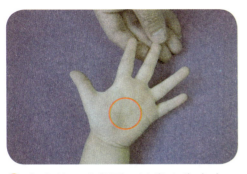 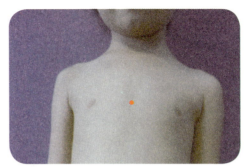

⚠ 内八卦：手掌面，以掌心为中点，至中指根横纹约2/3处为半径所做的圆。

⚠ 膻中：两乳头连线中点。

手法：清肺经300次，清大肠经、清脾经各200次，揉二马300次，推四横纹300次，退六腑200次，逆运内八卦300次，擦膻中2～3分钟。

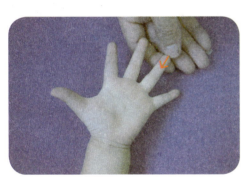 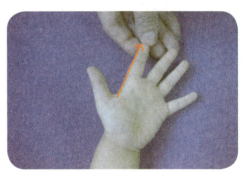

⚠ 清肺经：用拇指向指根方向直推。

⚠ 清大肠经：从虎口直推向食指尖。

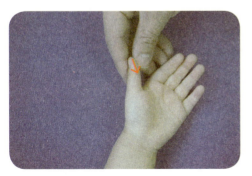 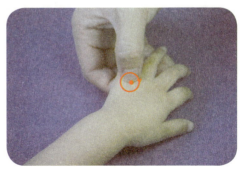

⚠ 清脾经：由指端向指根方向直推。

⚠ 揉二马：拇指按揉本穴。

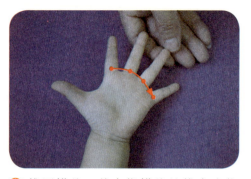

⊙ 推四横纹：从食指横纹处推向小指横纹处。

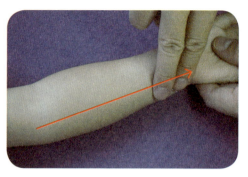

⊙ 退六腑：用拇指指面或食中二指指面自肘推向腕。

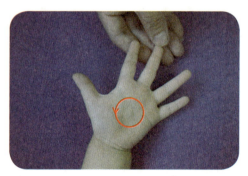

⊙ 逆运内八卦：逆时针方向运内八卦。

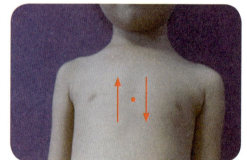

⊙ 擦膻中：手掌或三指/四指并拢上下推擦本穴。

（2）药食同源

◎公英芦根杏仁粥

用料：蒲公英15克，芦根30克，苦杏仁5克，粳米100克，冰糖适量。

做法：将蒲公英、芦根、苦杏仁先加水煎取药汁，去渣，加入粳米煮成稀粥，纳入冰糖调味即可。可作小儿饭食，连用7天。

5. 阴虚肺热

症状：低热不退，面色潮红，干咳无痰，舌质红而干，苔光剥。

治法：养阴清肺，润肺止咳。

（1）推拿

选穴：肺经，大肠经，二马，四横纹，内八卦，天河水，膻中，涌泉。

小儿常见病及对策

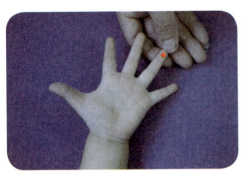

⬤ 肺经：无名指末端指纹面。

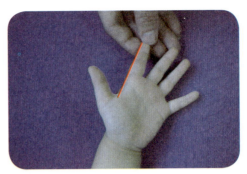

⬤ 大肠经：食指桡侧缘，自食指尖至虎口成一直线。

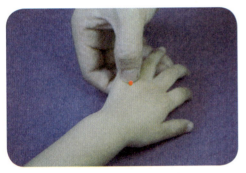

⬤ 二马：手背无名指与小指掌骨缝凹陷中。

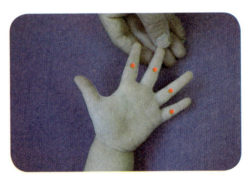

⬤ 四横纹：手掌面，食指、中指、无名指、小指第1指间关节横纹处。

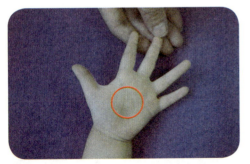

⬤ 内八卦：手掌面，以掌心为中点，至中指根横纹约2/3处为半径所做的圆。

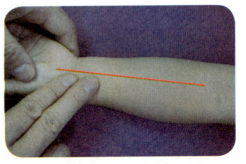

⬤ 天河水：前臂正中，总筋（大陵）至洪池（曲泽）成一直线。

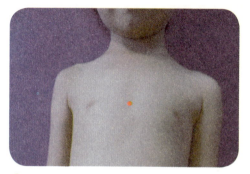
▲ 膻中：两乳头连线中点。

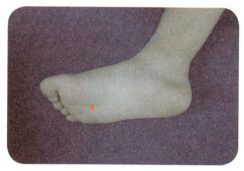
▲ 涌泉：屈趾，足掌心前正中凹陷中。

手法：清肺经、清大肠经各200次，揉二马300次，推四横纹300次，逆运内八卦300次，清天河水200次，擦膻中2～3分钟，推涌泉200次。

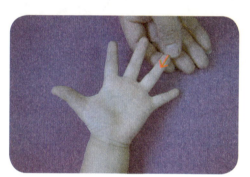
▲ 清肺经：用拇指向指根方向直推。

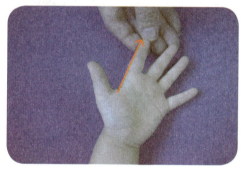
▲ 清大肠经：从虎口直推向食指尖。

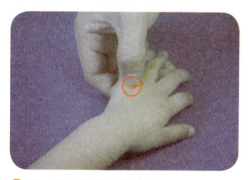
▲ 揉二马：拇指按揉本穴。

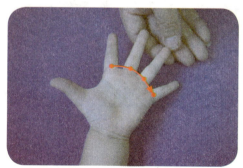
▲ 推四横纹：从食指横纹处推向小指横纹处。

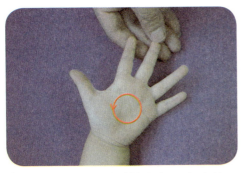
△ 逆运内八卦：逆时针方向运内八卦。

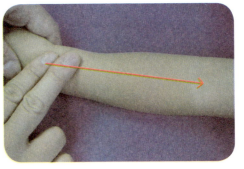
△ 清天河水：用食中二指自腕推向肘。

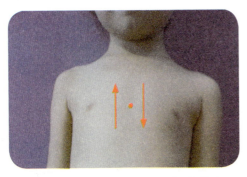
△ 擦膻中：手掌或三指/四指并拢上下推擦本穴。

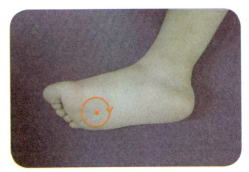
△ 推涌泉：用拇指向足趾方向推揉。

（2）药食同源

◎百合藕粉羹

用料：新鲜百合60克，藕粉60克，冰糖10克。

做法：百合、冰糖加水煮烂后，加入藕粉，做成羹。每次食用1小碗，每日2次。

6. 肺脾气虚

症状：病程迁延，低热起伏，气短多汗，咳嗽无力，纳差，便溏，面色苍白，神疲乏力，四肢欠温，舌质偏淡，苔薄白。

治法：健脾益气，肃肺化痰。

（1）推拿

选穴：肺经，大肠经，脾经，二马，四横纹，内八卦，天河水，膻中，涌泉。

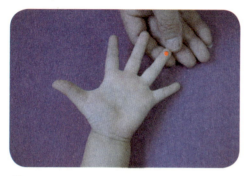
⚠ 肺经：无名指末端指纹面。

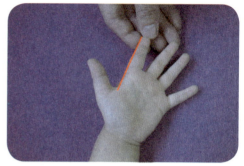
⚠ 大肠经：食指桡侧缘，自食指尖至虎口成一直线。

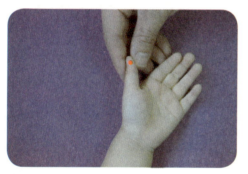
⚠ 脾经：拇指末端指纹面。

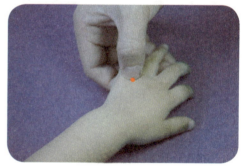
⚠ 二马：手背无名指与小指掌骨缝凹陷中。

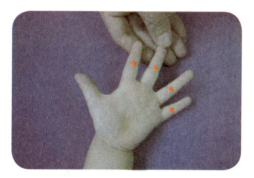
⚠ 四横纹：手掌面，食指、中指、无名指、小指第1指间关节横纹处。

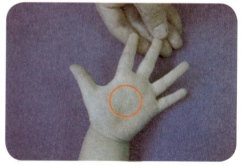
⚠ 内八卦：手掌面，以掌心为中点，至中指根横纹约2/3处为半径所做的圆。

小儿常见病及对策

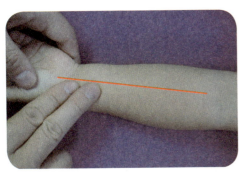

△ 天河水：前臂正中，总筋（大陵）至洪池（曲泽）成一直线。

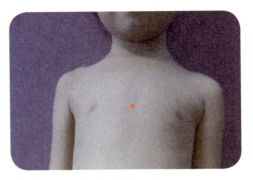

△ 膻中：两乳头连线中点。

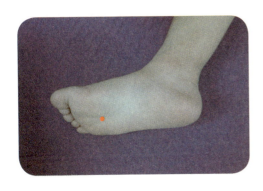

△ 涌泉：屈趾，足掌心前正中凹陷中。

手法：清肺经、清大肠经各200次，揉二马300次，推四横纹200次，逆运内八卦300次，推脾经300次，清天河水100次，擦膻中2～3分钟，推涌泉200次。

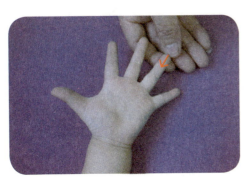

△ 清肺经：用拇指向指根方向直推。

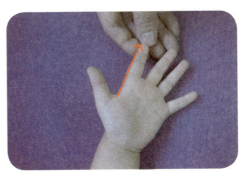

△ 清大肠经：从虎口直推向食指尖。

指尖上的中医——中医大夫的家用小儿常见病治疗笔记

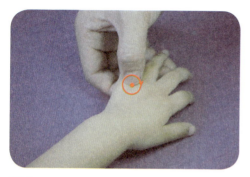

⚠ 揉二马：拇指按揉本穴。

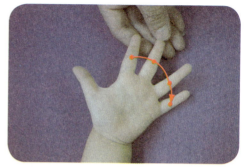

⚠ 推四横纹：从食指横纹处推向小指横纹处。

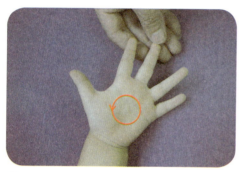

⚠ 逆运内八卦：逆时针方向运内八卦。

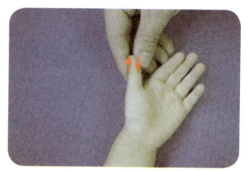

⚠ 推脾经：用拇指往返推擦小儿拇指桡侧（推脾经时穴位定位常变异至拇指桡侧）。

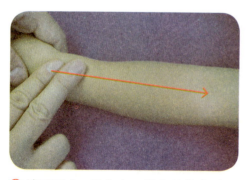

⚠ 清天河水：用食中二指自腕推向肘。

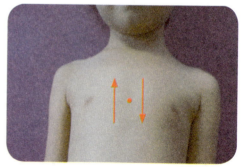

⚠ 擦膻中：手掌或三指/四指并拢上下推擦本穴。

小儿常见病及对策

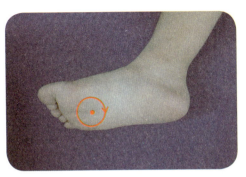

▲ 推涌泉：用拇指向足趾方向推揉。

（2）药食同源

◎花生山药薏仁粥

用料：花生仁 100 克，薏苡仁 50 克，山药 50 克，粳米适量。

做法：将花生仁、薏苡仁、山药、粳米加水适量煮至粥稠为止。每次食用 1 小碗，每日 2 次。

◎党参百合粥

用料：党参 30 克，百合 20 克，粳米 100 克，冰糖少许。

做法：党参浓煎取汁，百合、粳米同煮成粥，调入药汁及冰糖即成，待温服食。

日常护理

（1）饮食宜清淡富有营养，多喂开水。

（2）保持安静及居室空气新鲜。

（3）病情变化，及时就医。

四、哮 喘

哮喘是小儿时期的常见肺系疾病，以发作性喉间哮鸣气促、呼气延长为特征，严重者不能平卧。严格来说，哮与喘不完全相同，哮指声响，喘指气息，临床上哮常兼喘。

小儿哮喘的特点

小儿哮喘的发作有明显的季节性，多在冬春、秋冬季等气候多变的时候发作，年龄以1～6岁多见，95％的发病诱因为呼吸道感染。具有家族遗传性，父母有哮喘病史，孩子得哮喘的概率就大；临床上得病的孩子越小，受遗传因素影响的倾向越明显。

小儿哮喘的病因

小儿易患哮喘，归根结底还是离不开小儿的生理特点。在前面我们反复提到，小儿肺脏娇嫩，脾常不足，肾常虚。肺虚则卫外失固，腠理不密，易为外邪所侵，邪阻肺络，气机不利，津液凝聚为痰；脾主运化水谷精微，脾虚不运，生湿酿痰，上贮于肺；肾气虚弱，不能蒸化水液而为精津，上泛为痰，聚液成饮。上面这三句话，可能好多人都不明白，其实就是说，如果肺脾肾三脏本身有了问题，都有可能导致人体内正常的"水循环"受到影响，最终产生病理产物"痰饮"。痰饮留伏与肺脾肾三脏功能失常有关，尤其要责之于肺脾两脏。上面说的是内因。外因以外感六淫为主。六淫之邪，冬春多为风寒、风热，或夏秋季乍冷乍热，外邪乘虚入侵而诱发。邪入肺经，引动伏痰，痰阻气道，肺失肃降，气逆痰动而为哮喘。归纳起来就是体内有痰，外感风邪，内外因共同作用，发为哮喘。

小儿哮喘的治疗原则

小儿哮喘的病位主要在肺，且与脾、肾相关。病理因素主要为痰，多由感受外邪引发症状发作、加重。所以基本治疗原则为止咳、化痰、平喘，并根据证型不同辨证论治。

不同类型哮喘的症状及治法

1. **寒性哮喘**

症状：咳嗽气喘，喉间有痰鸣音，痰多白沫，形寒肢冷，鼻流清涕，面色淡白，恶寒无汗，舌淡红，苔白滑。

治法：温肺散寒，化痰定喘。

（1）推拿

选穴：肺经，大肠经，二马，四横纹，内八卦，小横纹，脊。

第六章 小儿常见病及对策

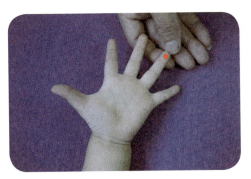
▲ 肺经：无名指末端指纹面。

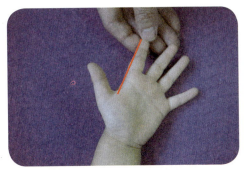
▲ 大肠经：食指桡侧缘，自食指尖至虎口成一直线。

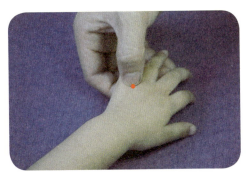
▲ 二马：手背无名指与小指掌骨缝凹陷中。

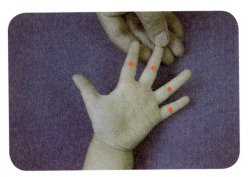
▲ 四横纹：手掌面，食指、中指、无名指、小指第1指间关节横纹处。

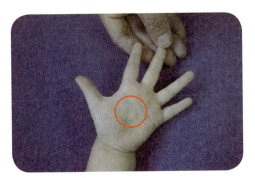
▲ 内八卦：手掌面，以掌心为中点，至中指根横纹约2/3处为半径所做的圆。

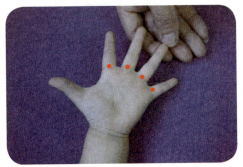
▲ 小横纹：手掌面，食指、中指、无名指、小指根节横纹处。

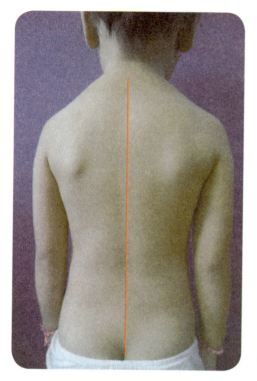

◁ 脊：大椎至长强成一直线。

手法：清肺经500次，清大肠经200次，揉二马500次，推四横纹300次，逆运内八卦300次，推小横纹300次，推脊200次。

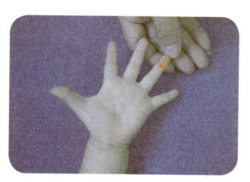

△ 清肺经：用拇指向指根方向直推。

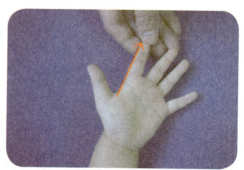

△ 清大肠经：从虎口直推向食指尖。

第六章 小儿常见病及对策

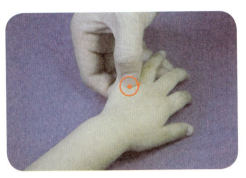
⚠ 揉二马：拇指按揉本穴。

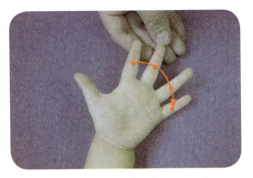
⚠ 推四横纹：从食指横纹处推向小指横纹处。

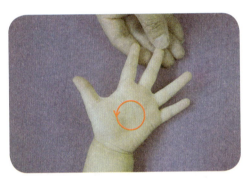
⚠ 逆运内八卦：逆时针方向运内八卦。

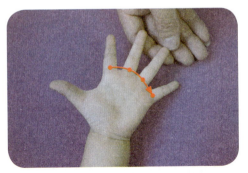
⚠ 推小横纹：两拇指侧推小横纹。

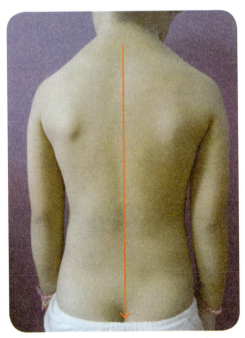
⚠ 推脊：用食中二指自上而下直推。

(2) 药食同源

◎生姜陈皮桔梗饮

用料：生姜3片，陈皮10克，桔梗10克，红糖适量。

做法：上药煎汤适量，口服，每次10～30毫升，每日2～3次，连服3天。服后建议盖被轻微发汗。

2. 热性哮喘

症状：咳嗽哮喘，声高息涌，咯痰稠黄，喉间哮吼痰鸣，胸膈满闷，身热，面赤，口干，咽红，尿黄便秘，舌质红，苔黄腻。

治法：清肺化痰，止咳平喘。

(1) 推拿

选穴：肺经，大肠经，二马，四横纹，内八卦，小横纹，肝经，六腑。

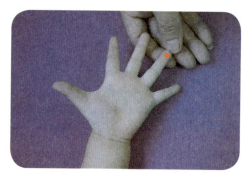

▲ 肺经：无名指末端指纹面。

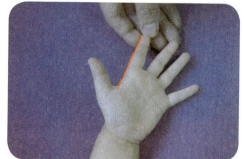

▲ 大肠经：食指桡侧缘，自食指尖至虎口成一直线。

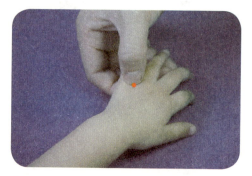

▲ 二马：手背无名指与小指掌骨缝凹陷中。

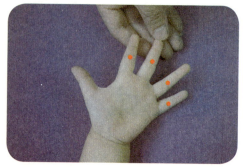

▲ 四横纹：手掌面，食指、中指、无名指、小指第1指间关节横纹处。

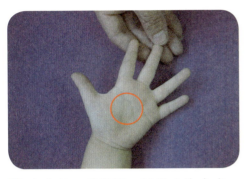
⚠ 内八卦：手掌面，以掌心为中点，至中指根横纹约2/3处为半径所做的圆。

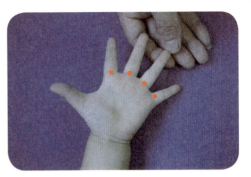
⚠ 小横纹：手掌面，食指、中指、无名指、小指根节横纹处。

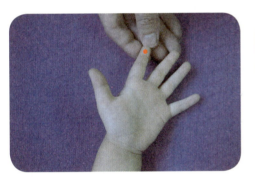
⚠ 肝经：食指末端指纹面。

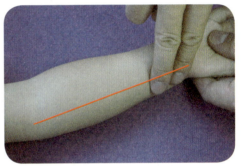
⚠ 六腑：前臂尺侧，阴池（神门）至肘成一直线。

手法：清肺经300次，清大肠经200次，揉二马300次，推四横纹300次，逆运内八卦300次，推小横纹300次，清肝经300次，退六腑300次。

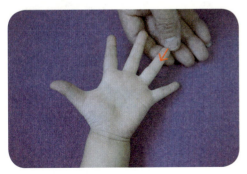
⚠ 清肺经：用拇指向指根方向直推。

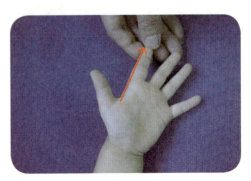
⚠ 清大肠经：从虎口直推向食指尖。

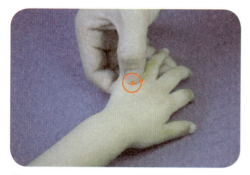
⚠ 揉二马：拇指按揉本穴。

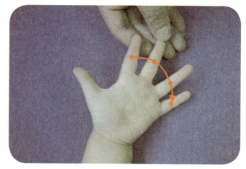
⚠ 推四横纹：从食指横纹处推向小指横纹处。

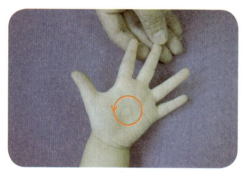
⚠ 逆运内八卦：逆时针方向运内八卦。

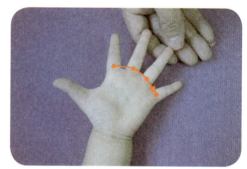
⚠ 推小横纹：两拇指侧推小横纹。

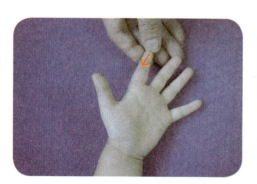
⚠ 清肝经：以拇指由指端向指根方向直推。

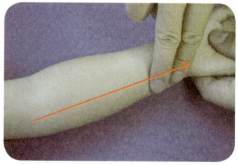
⚠ 退六腑：用拇指指面或食中二指指面自肘推向腕。

（2）药食同源

◎黄芩陈皮桔梗饮

用料：黄芩 10 克，陈皮 10 克，桔梗 10 克。

做法：上药煎汤适量，口服，每次 10～30 毫升，每日 2～3 次，连服 3 天。

3. 外寒内热

症状：恶寒发热，鼻塞，打喷嚏，流清涕，咯痰黏稠色黄，口渴引饮，大便干结，舌红，苔薄白。

治法：解表清里，定喘止咳。

（1）推拿

选穴：肺经，大肠经，二马，四横纹，内八卦，肝经，六腑，脊。

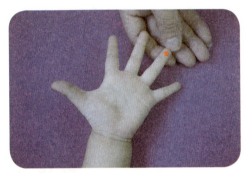

▲ 肺经：无名指末端指纹面。

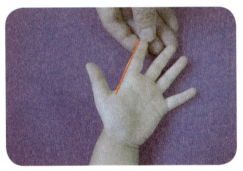

▲ 大肠经：食指桡侧缘，自食指尖至虎口成一直线。

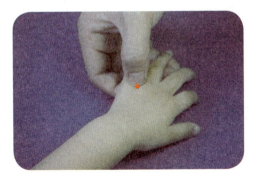

▲ 二马：手背无名指与小指掌骨缝凹陷中。

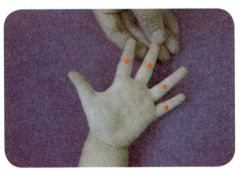

▲ 四横纹：手掌面，食指、中指、无名指、小指第 1 指间关节横纹处。

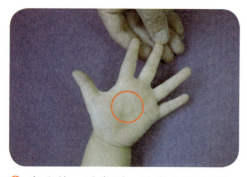
⚠ 内八卦：手掌面，以掌心为中点，至中指根横纹约2/3处为半径所做的圆。

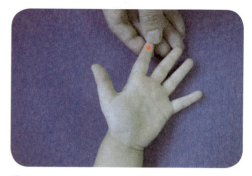
⚠ 肝经：食指末端指纹面。

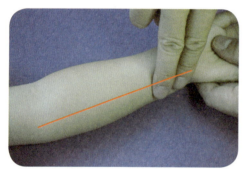
⚠ 六腑：前臂尺侧，阴池（神门）至肘成一直线。

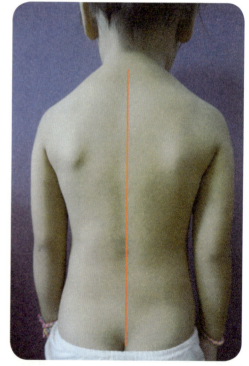
⚠ 脊：大椎至长强成一直线。

手法：清肺经500次，清大肠经200次，揉二马500次，推四横纹300次，逆运内八卦300次，清肝经300次，退六腑300次，推脊200次。

第六章 小儿常见病及对策

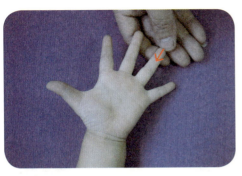
△ 清肺经：用拇指向指根方向直推。

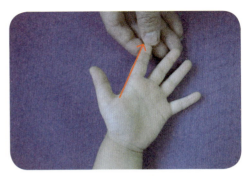
△ 清大肠经：从虎口直推向食指尖。

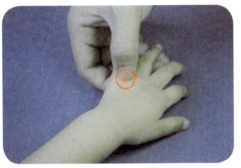
△ 揉二马：拇指按揉本穴。

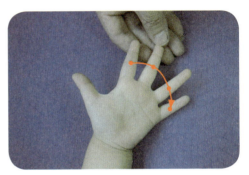
△ 推四横纹：从食指横纹处推向小指横纹处。

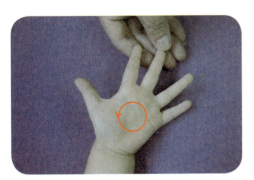
△ 逆运内八卦：逆时针方向运内八卦。

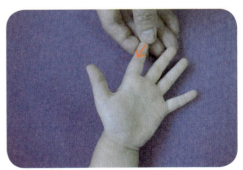
△ 清肝经：以拇指由指端向指根方向直推。

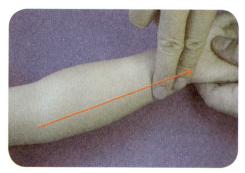

🔺 退六腑：用拇指指面或食中二指指面自肘推向腕。

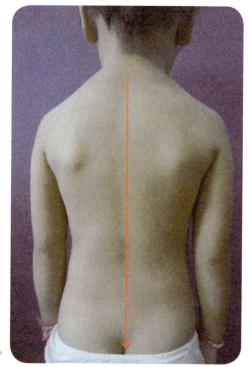

▶ 推脊：用食中二指自上而下直推。

（2）药食同源

◎生姜黄芩桔梗饮

用料：黄芩 10 克，生姜 3 片，桔梗 10 克。

做法：上药煎汤适量，口服，每次 10～30 毫升，每日 2～3 次，连服 3 天。

4. 肺实肾虚

症状：病程较长，哮喘持续不已，动则喘甚，面色无光泽，小便清长，常伴咳嗽、喉中痰吼，舌淡，苔薄腻。

治法：泻肺补肾，标本兼顾。

（1）推拿

选穴：肺经，大肠经，二马，四横纹，内八卦，小横纹，天河水，脊。

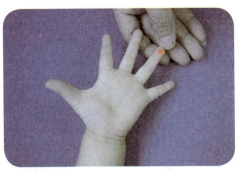
🔺 肺经：无名指末端指纹面。

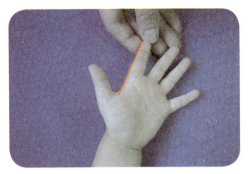
🔺 大肠经：食指桡侧缘，自食指尖至虎口成一直线。

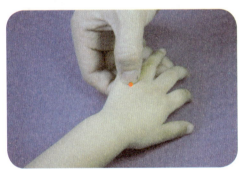
🔺 二马：手背无名指与小指掌骨缝凹陷中。

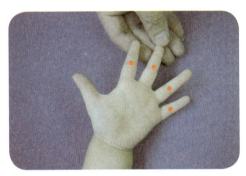
🔺 四横纹：手掌面，食指、中指、无名指、小指第1指间关节横纹处。

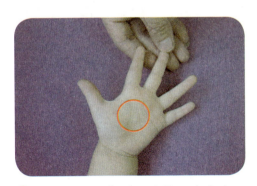
🔺 内八卦：手掌面，以掌心为中点，至中指根横纹约2/3处为半径所做的圆。

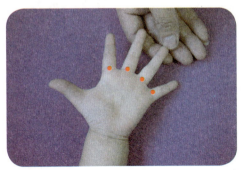
🔺 小横纹：手掌面，食指、中指、无名指、小指根节横纹处。

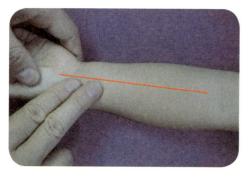

▲ 天河水：前臂正中，总筋（大陵）至洪池（曲泽）成一直线。

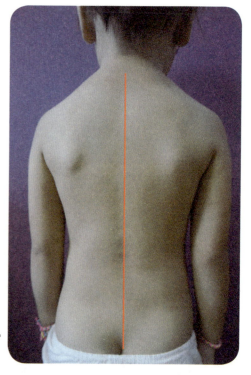

▶ 脊：大椎至长强成一直线。

手法：清肺经300次，清大肠经200次，揉二马300次，推四横纹300次，逆运内八卦300次，推小横纹300次，清天河水300次，推脊200次。

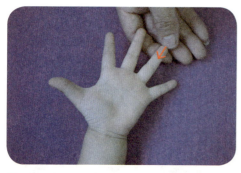

▲ 清肺经：用拇指向指根方向直推。

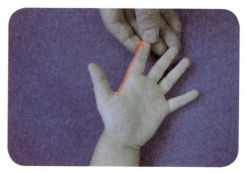

▲ 清大肠经：从虎口直推向食指尖。

小儿常见病及对策

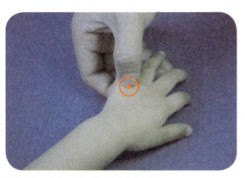
▲ 揉二马：拇指按揉本穴。

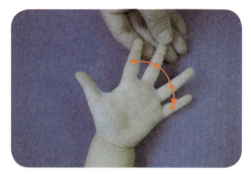
▲ 推四横纹：从食指横纹处推向小指横纹处。

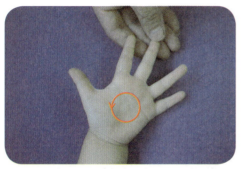
▲ 逆运内八卦：逆时针方向运内八卦。

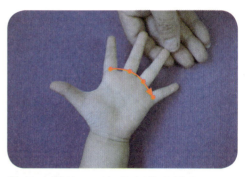
▲ 推小横纹：两拇指侧推小横纹。

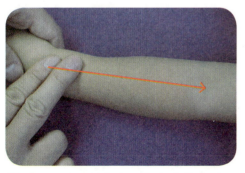
▲ 清天河水：用食中二指自腕推向肘。

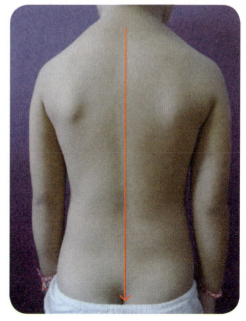
▷ 推脊：用食中二指自上而下直推。

（2）药食同源

◎山药黄芩益智粥

用料：山药 50 克，黄芩 10 克，益智仁 15 克，粳米 200 克。

做法：山药切块，加入黄芩、益智仁、粳米，加水适量煮至粥稠为止。每次食用 1 小碗，每日 3 次。

5. 肺脾气虚

症状：气短多汗，咳嗽无力，经常感冒，神疲乏力，形瘦纳差，面色苍白，便溏，舌淡，苔薄白。

治法：健脾益气，补肺固表。

（1）推拿

选穴：肺经，大肠经，二马，四横纹，内八卦，小横纹，天河水，脾经，脊。

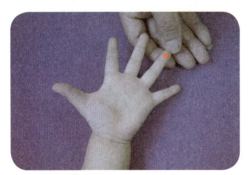

▲ 肺经：无名指末端指纹面。

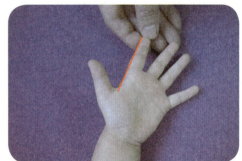

▲ 大肠经：食指桡侧缘，自食指尖至虎口成一直线。

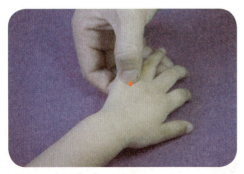

▲ 二马：手背无名指与小指掌骨缝凹陷中。

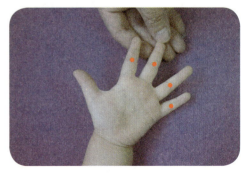

▲ 四横纹：手掌面，食指、中指、无名指、小指第 1 指间关节横纹处。

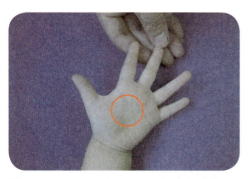

⬤ 内八卦：手掌面，以掌心为中点，至中指根横纹约2/3处为半径所做的圆。

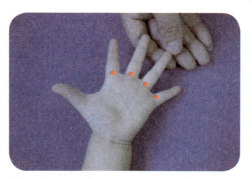

⬤ 小横纹：手掌面，食指、中指、无名指、小指根节横纹处。

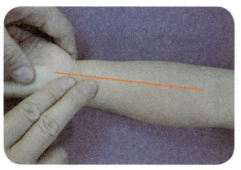

⬤ 天河水：前臂正中，总筋（大陵）至洪池（曲泽）成一直线。

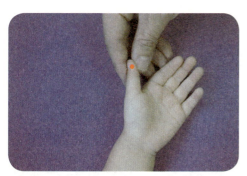

⬤ 脾经：拇指末端指纹面。

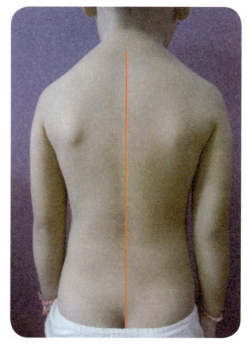

⬤ 脊：大椎至长强成一直线。

手法：推肺经 300 次，清大肠经 200 次，揉二马 300 次，推四横纹 300 次，逆运内八卦 300 次，推小横纹 300 次，清天河水 300 次，推脾经 200 次，推脊 200 次。

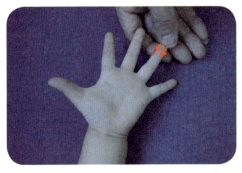

推肺经：往返推擦无名指末端指纹面。

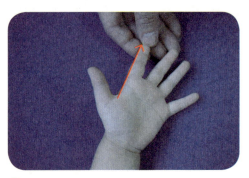

清大肠经：从虎口直推向食指尖。

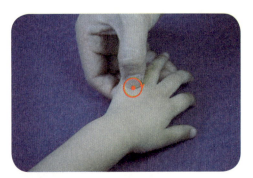

揉二马：拇指按揉本穴。

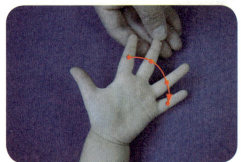

推四横纹：从食指横纹处推向小指横纹处。

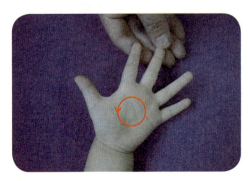

逆运内八卦：逆时针方向运内八卦。

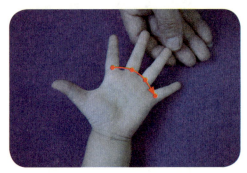

推小横纹：两拇指侧推小横纹。

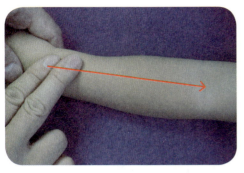

⚠ 清天河水：用食中二指自腕推向肘。

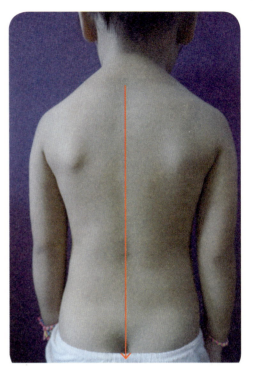

⚠ 推脊：用食中二指自上而下直推。

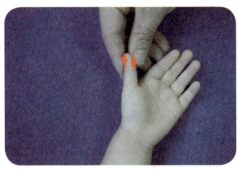

⚠ 推脾经：用拇指往返推擦小儿拇指桡侧（推脾经时穴位定位常变异至拇指桡侧）。

（2）药食同源

◎党参百合粥

用料：党参 30 克，百合 20 克，粳米 100 克，冰糖少许。

做法：党参、百合、粳米同煮成粥，调入冰糖即成，待温服食。

6. 脾肾阳虚

症状：面色白，形寒肢冷，脚软无力，动则气短心悸，腹胀纳差，大便溏泻，舌淡，苔薄白。

治法：健脾温肾，固摄纳气。

（1）推拿

选穴：肺经，二马，四横纹，内八卦，小横纹，脾经，肾经，脊。

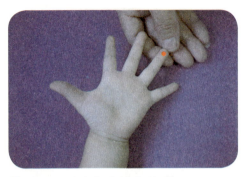
⬢ 肺经：无名指末端指纹面。

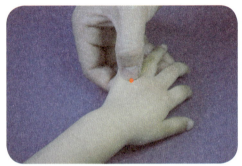
⬢ 二马：手背无名指与小指掌骨缝凹陷中。

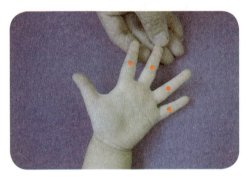
⬢ 四横纹：手掌面，食指、中指、无名指、小指第1指间关节横纹处。

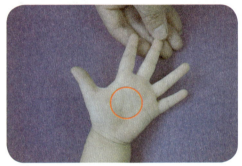
⬢ 内八卦：手掌面，以掌心为中点，至中指根横纹约2/3处为半径所做的圆。

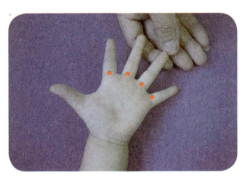
⬢ 小横纹：手掌面，食指、中指、无名指、小指根节横纹处。

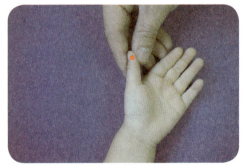
⬢ 脾经：拇指末端指纹面。

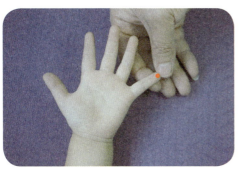
▲ 肾经：小指末端指纹面。

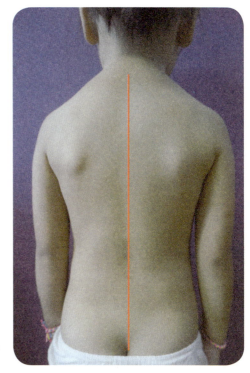
▷ 脊：大椎至长强成一直线。

手法：推肺经 300 次，揉二马 300 次，推四横纹 300 次，逆运内八卦 300 次，推小横纹 300 次，补肾经 300 次，推脾经 300 次，推脊 200 次。

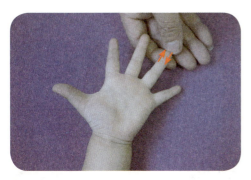
▲ 推肺经：往返推擦无名指末端指纹面。

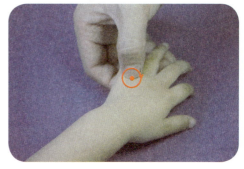
▲ 揉二马：拇指按揉本穴。

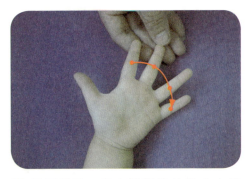 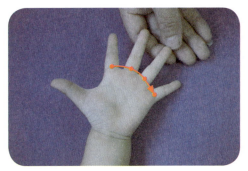

⚠ 推四横纹：从食指横纹处推向小指横纹处。

⚠ 推小横纹：两拇指侧推小横纹。

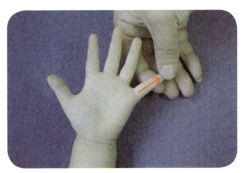 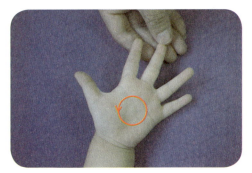

⚠ 补肾经：由指根向指尖方向直推。

⚠ 逆运内八卦：逆时针方向运内八卦。

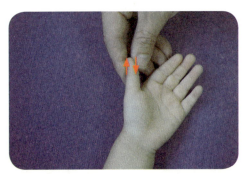 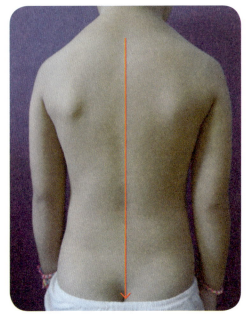

⚠ 推脾经：用拇指往返推擦小儿拇指桡侧（推脾经时穴位定位常变异至拇指桡侧）。

▶ 推脊：用食中二指自上而下直推。

（2）药食同源

◎山药粳米粥

用料：山药 200 克，粳米 200 克。

做法：山药切块，加入粳米，加水适量煮至粥稠为止。每次食用 1 小碗，每日 3 次。

7. 肺肾阴虚

症状：面色潮红，咳嗽时作，甚而咯血，夜间盗汗，消瘦气短，手足心热，夜尿多，舌红，苔花剥。

治法：养阴清热，补益肺肾。

（1）推拿

选穴：肺经，二马，四横纹，内八卦，小横纹，脾经，肾经，天河水，脊。

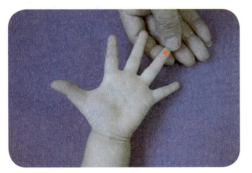

🔺肺经：无名指末端指纹面。

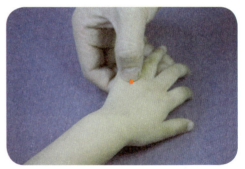

🔺二马：手背无名指与小指掌骨缝凹陷中。

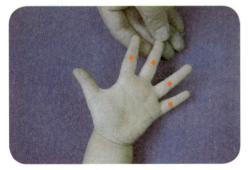

🔺四横纹：手掌面，食指、中指、无名指、小指第 1 指间关节横纹处。

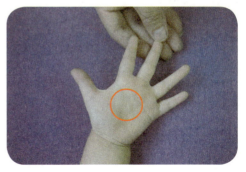

🔺内八卦：手掌面，以掌心为中点，至中指根横纹约 2/3 处为半径所做的圆。

指尖上的中医——中医大夫的家用小儿常见病治疗笔记

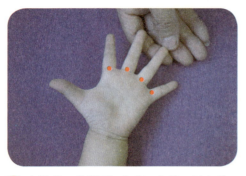

▲ 小横纹：手掌面，食指、中指、无名指、小指根节横纹处。

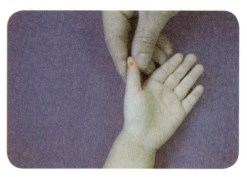

▲ 脾经：拇指末端指纹面。

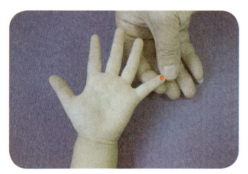

▲ 肾经：小指末端指纹面。

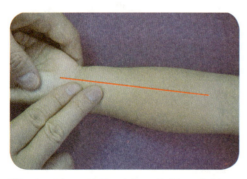

▲ 天河水：前臂正中，总筋（大陵）至洪池（曲泽）成一直线。

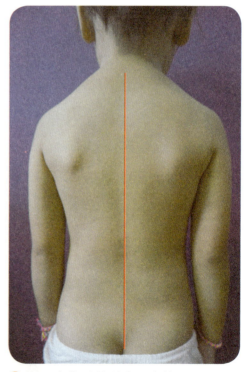

▲ 脊：大椎至长强成一直线。

手法：推肺经 300 次，揉二马 300 次，推四横纹 300 次，逆运内八卦 300 次，推小横纹 300 次，推脾经 200 次，补肾经 300 次，清天河水 200 次，推脊 200 次。

第六章 小儿常见病及对策

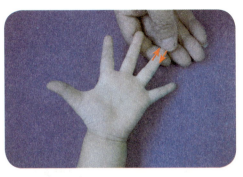
▲ 推肺经：往返推擦无名指末端指纹面。

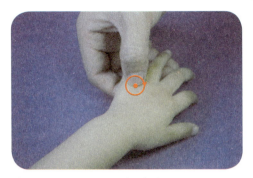
▲ 揉二马：拇指按揉本穴。

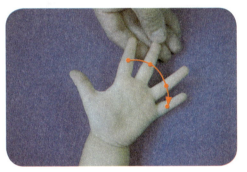
▲ 推四横纹：从食指横纹处推向小指横纹处。

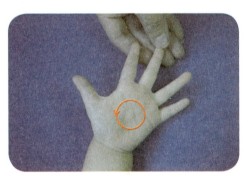
▲ 逆运内八卦：逆时针方向运内八卦。

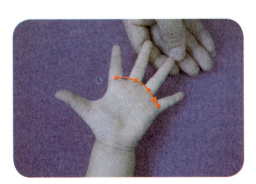
▲ 推小横纹：两拇指侧推小横纹。

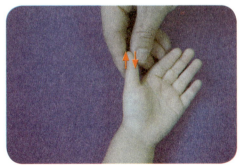
▲ 推脾经：用拇指往返推擦小儿拇指桡侧（推脾经时穴位定位常变异至拇指桡侧）。

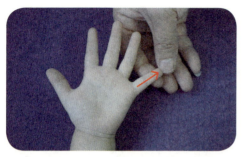

⭕ 补肾经：由指根向指尖方向直推。

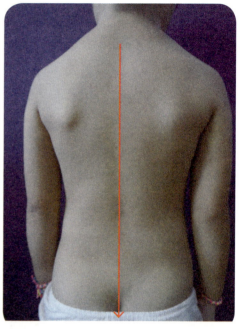

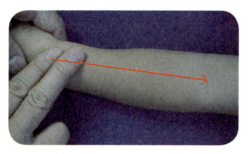

⭕ 清天河水：用食中二指自腕推向肘。

⭕ 推脊：用食中二指自上而下直推。

（2）药食同源

◎百合山药薏仁粥

用料：百合 50 克，薏苡仁 50 克，山药 50 克，粳米 200 克。

做法：百合、薏苡仁、山药和粳米加水适量煮至粥稠为止。每次食用 1 小碗，每日 2 次。

日常护理

（1）注意室内通风，天气好时鼓励增加室外活动。

（2）宜清淡饮食，禁食零食。

（3）如症状持续不缓解，及时就医，以免耽误病情。

五、鹅口疮

鹅口疮是以口腔白屑为特征的一种疾病，小儿发病率较高。此病名称比较形象，口内满布白屑，就像鹅的口腔一样。因为白屑颜色如雪一样，也称为"雪口"。

小儿常见病及对策

🌸 小儿鹅口疮的特点

小儿鹅口疮的发病没有明显季节、规律性，多与小儿先天不足，体质虚弱，营养状况不佳有关。长期患病、容易腹泻和早产的小儿发病率较高。一般预后良好。

🌸 小儿鹅口疮的病因

小儿易患鹅口疮还是与"脏腑娇嫩，形气未充"的生理特点有关。鹅口疮是以胎热、口腔失于清洁、感染秽毒（污秽之气）之邪等为主要病因。

🌸 小儿鹅口疮的典型症状

小儿鹅口疮典型症状为舌上、颊内、牙龈，或唇内、上腭散布白屑，可融合成片。

🌸 小儿鹅口疮的治疗原则

一般认为小儿鹅口疮与火热之邪相关，火邪可分为实火与虚火两种。根据《黄帝内经》"实则泻之，虚则补之"的原则，临床上对实火的治疗方法以清热、泻火、解毒为主，对虚火的治疗方法以滋阴、潜阳、降火为主。

🌸 不同类型鹅口疮的症状及治法

1. 心脾积热

症状：口腔舌上白屑堆积，周围红，面赤唇红，烦躁不宁，吮乳啼哭，或伴发热，口干或渴，大便秘结，小便短黄，舌质红，或指纹紫滞。

治法：清泄心脾积热。

（1）推拿

选穴：脾经，胃经，心经，天河水，四横纹，小天心，六腑。

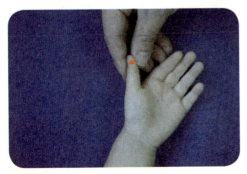

▲ 脾经：拇指末端指纹面。

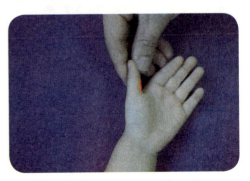

▲ 胃经：拇指掌面近掌端第 1 节。

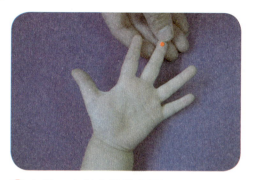
▲ 心经：中指末端指纹面。

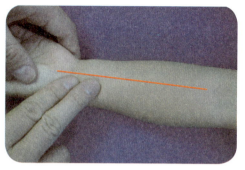
▲ 天河水：前臂正中，总筋（大陵）至洪池（曲泽）成一直线。

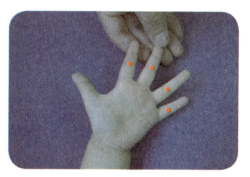
▲ 四横纹：手掌面，食指、中指、无名指、小指第1指间关节横纹处。

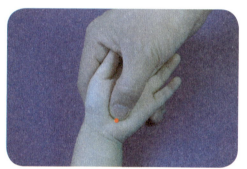
▲ 小天心：大小鱼际交接处凹陷中。

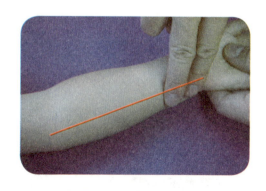
◀ 六腑：前臂尺侧，阴池（神门）至肘成一直线。

手法：清脾经500次，清胃经300次，清心经500次，清天河水300次，推四横纹300次，揉小天心200次，退六腑100次。

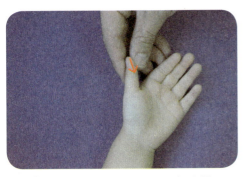
⚠ 清脾经：由指端向指根方向直推。

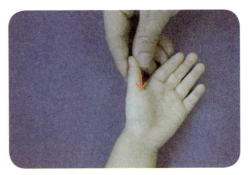
⚠ 清胃经：向指根方向直推。

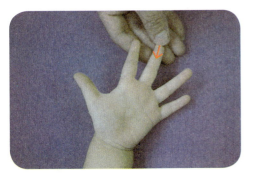
⚠ 清心经：向指根方向直推。

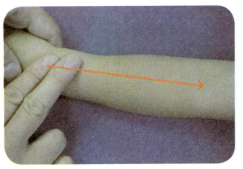
⚠ 清天河水：用食中二指自腕推向肘。

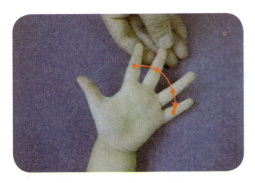
⚠ 推四横纹：从食指横纹处推向小指横纹处。

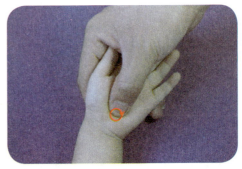
⚠ 揉小天心：用拇指按揉本穴。

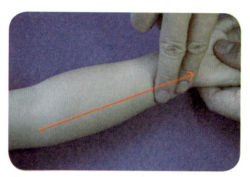

🔸 退六腑：用拇指指面或食中二指指面自肘推向腕。

（2）药食同源

◎天生白虎汤

用料：西瓜适量，白糖少许。

做法：将西瓜去籽榨汁，加白糖搅匀饮用，每日3～4次。

◎荷叶冬瓜汤

用料：荷叶30克，冬瓜50克。

做法：加水煲汤，加食盐少许调味，饮汤食冬瓜，每日3～4次。

2. 虚火上浮

症状：口腔舌上白屑稀散，周围红晕不著，形体怯弱，面白颧红，手足心热，口干不渴，或大便溏，舌嫩红，苔少，或指纹淡紫。

治法：滋肾养阴降火。

（1）推拿

选穴：小肠经，心经，天河水，四横纹，小天心，肾经，涌泉。

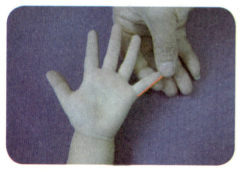

🔸 小肠经：小指尺侧边缘，自指尖到指根成一直线。

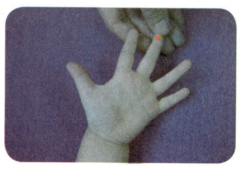

🔸 心经：中指末端指纹面。

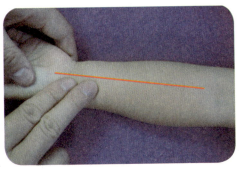
△ 天河水：前臂正中，总筋（大陵）至洪池（曲泽）成一直线。

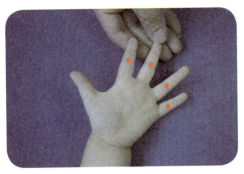
△ 四横纹：手掌面，食指、中指、无名指、小指第1指间关节横纹处。

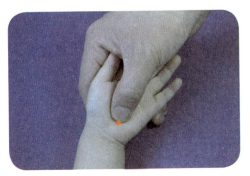
△ 小天心：大小鱼际交接处凹陷中。

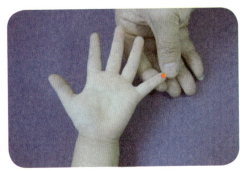
△ 肾经：小指末端指纹面。

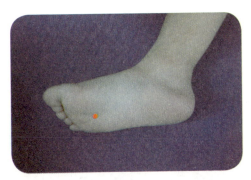
△ 涌泉：屈趾，足掌心前正中凹陷中。

手法：清小肠经300次，清心经300次，清天河水200次，推四横纹300次，揉小天心200次，补肾经200次，擦涌泉300次。

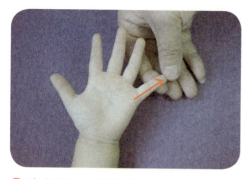
△ 清小肠经：以拇指从指根直推向指尖。

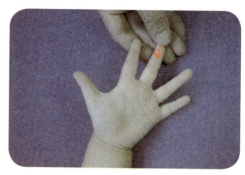
△ 清心经：向指根方向直推。

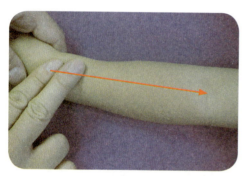
△ 清天河水：用食中二指自腕推向肘。

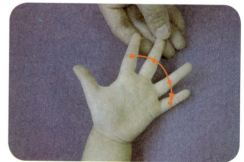
△ 推四横纹：从食指横纹处推向小指横纹处。

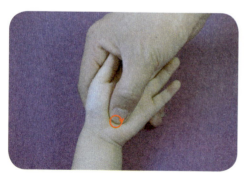
△ 揉小天心：用拇指按揉本穴。

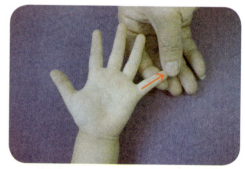
△ 补肾经：由指根向指尖方向直推。

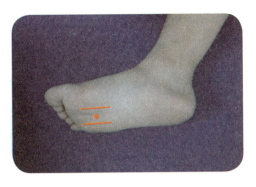

◀ 擦涌泉：以掌根或全掌往返推擦涌泉及其周围。

（2）药食同源

◎冰糖银耳羹

用料：银耳 20 克，冰糖少许。

做法：银耳洗净后放在碗内加开水浸泡，泡至发胀后，拣出杂物，再加适量冷开水及冰糖，放锅内蒸熟服用，每日 1 次。

日常护理

（1）勤喂水，避免过热、过硬或刺激性食物，防止口腔黏膜损伤。

（2）加强口腔护理，可用消毒棉签蘸冷开水轻轻拭洗小儿口腔。

六、厌　食

小儿厌食主要是指小儿较长时间不思进食，食欲不佳或厌恶摄食的一种病症。

小儿厌食的特点

小儿厌食好发于 1～6 岁的小儿，发病率较高，尤在城市儿童中多见。

小儿厌食的病因

小儿厌食的病因较多，多由于饮食不节喂养不当而致病。

小儿时期脾常不足，加之饮食不知自调，挑食、偏食，好吃零食，食不按时，饥饱不一；或父母缺少正确的喂养知识，婴儿期喂养不当，乳食品种调配、变更失宜；或纵儿所好，杂食乱投，甚至滥进补品，均易于损伤脾胃。也有原本患其他疾病致脾胃受损，或先天禀赋脾胃薄弱，加之饮食调养护理不当而成病。

其他疾病造成脾胃受损，先天不足、后天失养，暑湿熏蒸、脾阳失展，情志不畅、思虑伤脾等，均可以形成本病。

厌食的病变脏腑在脾胃，发病机制为脾运胃纳功能失常。胃司受纳，脾主运化，脾胃调和，则口能知五谷饮食之味。小儿由于以上各类病因，易造成脾胃受损，运纳功能失常。因病因、病程、体质的差异，证候又有以脾运功能失健为主和以脾胃气阴不足为主的区别。

厌食为脾胃轻症，多数小儿病变以运化功能失健为主，虚象不著。主要因饮食喂养不当；或湿浊、气滞困脾，脾气失展，胃纳不开。部分小儿素体不足，或病程较长，表现为虚证，有偏气虚、有偏阴虚者。脾为阴土，喜燥而恶湿，得阳则运；胃为阳土，喜润而恶燥，以阴为用。故凡脾气、胃阴不足，皆能导致受纳、运化失职而厌食。

小儿厌食的治疗原则

小儿厌食基本治疗原则当以运脾开胃为主，目的在于恢复小儿正常进食。

不同类型厌食的症状及治法

1. 脾运失健

症状：厌恶进食，饮食乏味，食量减少，或有胸脘痞闷、嗳气泛恶，偶尔多食后脘腹饱胀，大便不调，精神如常，舌苔薄白或白腻。

治法：调和脾胃，运脾开胃。

（1）推拿

选穴：脾经，胃经，内八卦，脾俞，胃俞，脊。

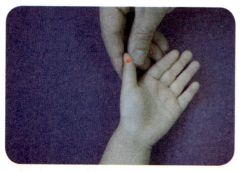

▲ 脾经：拇指末端指纹面。

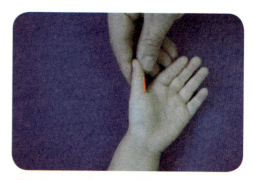

▲ 胃经：拇指掌面近掌端第1节。

第六章 小儿常见病及对策

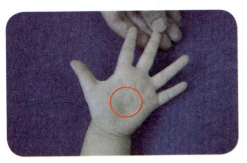

🔺 内八卦：手掌面，以掌心为中点，至中指根横纹约 2/3 处为半径所做的圆。

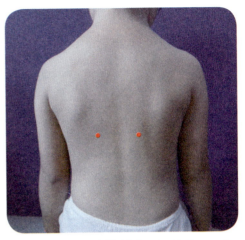

🔺 脾俞：第 11 胸椎棘突下，旁开 1.5 寸。

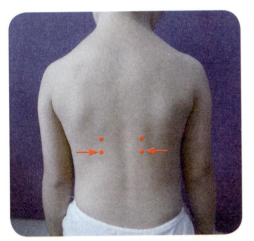

🔺 胃俞：第 12 胸椎棘突下，旁开 1.5 寸。

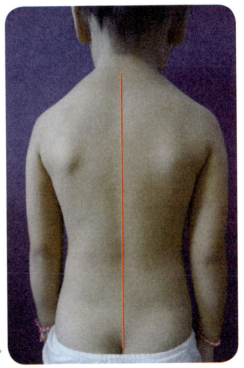

▷ 脊：大椎至长强成一直线。

111

手法：补脾经、补胃经各300次，揉脾俞、揉胃俞各200次，运内八卦300次，捏脊6～8遍。

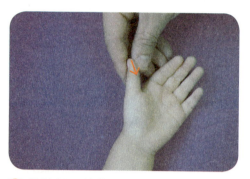

⚠ 补脾经：旋推或将小儿拇指屈曲，循拇指桡侧边缘向掌根方向直推。

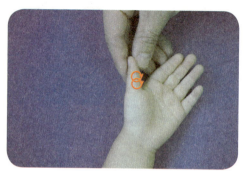

⚠ 补胃经：旋推拇指掌面近掌端第1节。

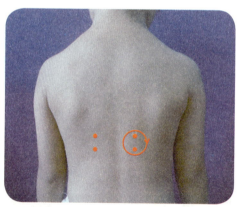

⚠ 揉脾俞、揉胃俞：拇指按揉本穴。

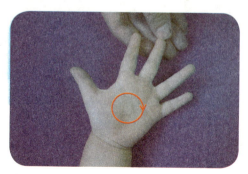

⚠ 运内八卦：用运法顺时针方向掐运。

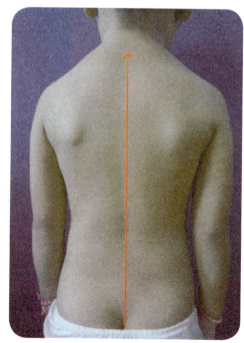

⚠ 捏脊：从下向上捏。

（2）药食同源

◎党参薏仁山楂粥

用料：党参 50 克，薏苡仁 50 克，焦山楂 50 克。

做法：上药加水约 300 毫升，大火煮开后小火熬半小时，分 2～3 次服食。

2. 脾胃气虚

症状：不思进食，食不知味，食量减少，形体偏瘦，面色无光泽，精神不振，或有大便溏薄夹不消化食物，舌质淡，苔薄白。

治法：健脾益气，佐以助运。

（1）推拿

选穴：脾经，胃经，内八卦，脾俞，胃俞，脊。

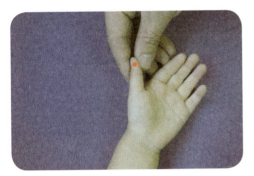

🔺 脾经：拇指末端指纹面。

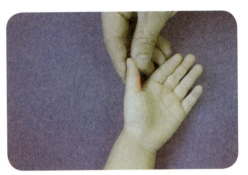

🔺 胃经：拇指掌面近掌端第 1 节。

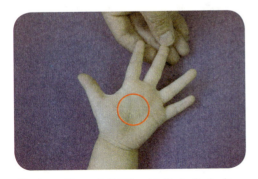

🔺 内八卦：手掌面，以掌心为中点，至中指根横纹约 2/3 处为半径所做的圆。

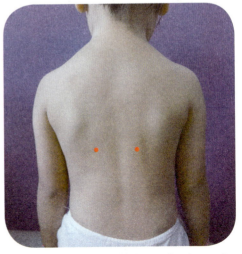

🔺 脾俞：第 11 胸椎棘突下，旁开 1.5 寸。

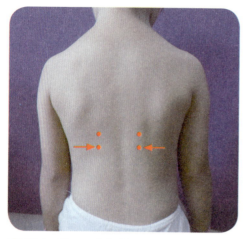 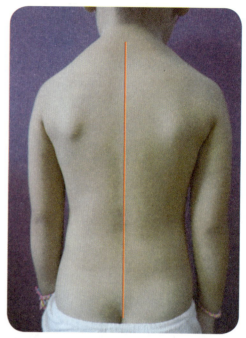

🔺 胃俞：第12胸椎棘突下，旁开1.5寸。

▶ 脊：大椎至长强成一直线。

手法：补脾经500次，补胃经300次，运内八卦500次，揉脾俞、揉胃俞各200次，捏脊6～8遍。

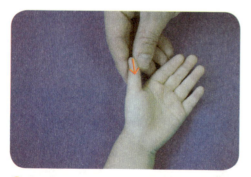 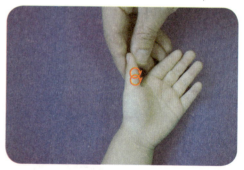

🔺 补脾经：旋推或将小儿拇指屈曲，循拇指桡侧边缘向掌根方向直推。

🔺 补胃经：旋推拇指掌面近掌端第1节。

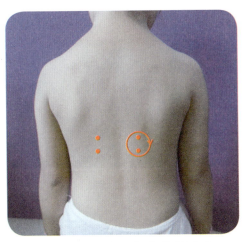

▲ 揉脾俞、揉胃俞：拇指按揉本穴。

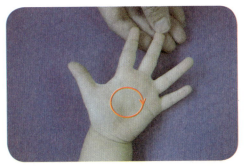

▲ 运内八卦：用运法顺时针方向掐运。

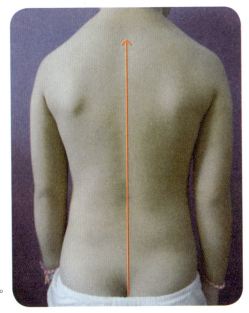

▷ 捏脊：从下向上捏。

（2）药食同源

◎党参山药粥

用料：党参50克，山药50克。

做法：上二药加水约300毫升，大火煮开后小火熬半小时，分2～3次服食。

3. 脾胃阴虚

症状：不思进食，食少饮多，口舌干燥，大便偏干，小便色黄，面黄无光泽，皮肤失润，舌红少津，苔少或花剥。

治法：滋脾养胃，佐以助运。

（1）推拿

选穴：脾经，胃经，内八卦，天河水，脾俞，胃俞，脊。

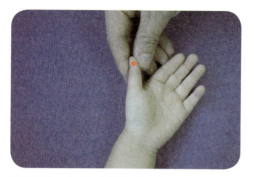
● 脾经：拇指末端指纹面。

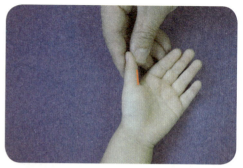
● 胃经：拇指掌面近掌端第1节。

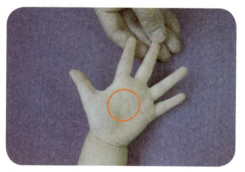
● 内八卦：手掌面，以掌心为中点，至中指根横纹约2/3处为半径所做的圆。

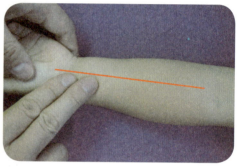
● 天河水：前臂正中，总筋（大陵）至洪池（曲泽）成一直线。

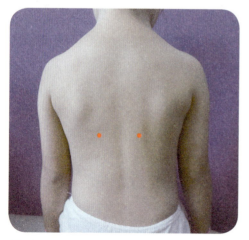
● 脾俞：第11胸椎棘突下，旁开1.5寸。

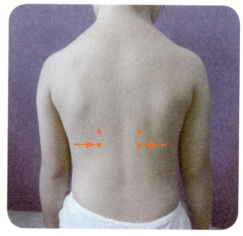
● 胃俞：第12胸椎棘突下，旁开1.5寸。

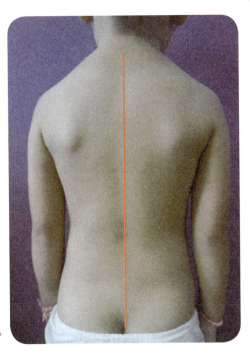

▷ 脊：大椎至长强成一直线。

手法：补脾经 300 次，补胃经 300 次，运内八卦 500 次，清天河水 100 次，揉脾俞、揉胃俞各 200 次，捏脊 6～8 遍。

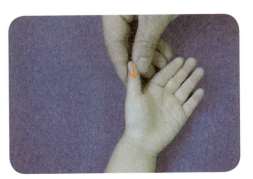

△ 补脾经：旋推或将小儿拇指屈曲，循拇指桡侧边缘向掌根方向直推。

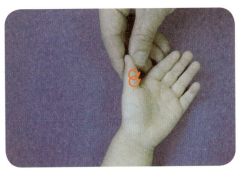

△ 补胃经：旋推拇指掌面近掌端第 1 节。

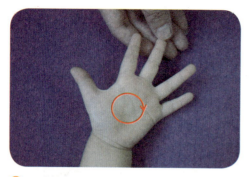
⚠ 运内八卦：用运法顺时针方向掐运。

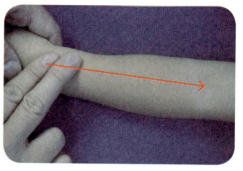
⚠ 清天河水：用食中二指自腕推向肘。

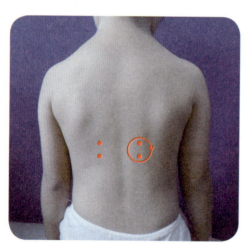
⚠ 揉脾俞、揉胃俞：拇指按揉本穴。

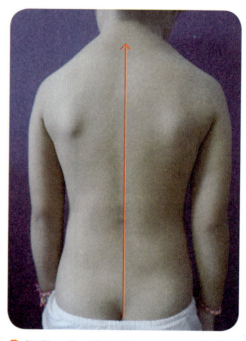
⚠ 捏脊：从下向上捏。

（2）药食同源

◎百合薏仁山药粥

用料：百合50克，薏苡仁50克，山药50克。

做法：上药加水约300毫升，大火煮开后小火熬半小时，分2～3次服食。

◎红白饮

用料：鸭梨3个，山楂60克。

做法：鸭梨洗净后连皮切块去核，加入山楂，加水约 300 毫升，同煮半小时，分 2～3 次服食。

日常护理

对先天不足，或后天病后脾弱失运的小儿，要加强饮食、药物调理，使之早日康复。

不可单纯依赖药物。必须纠正不良的饮食习惯，如贪吃零食、偏食、挑食、饮食不按时等。注意少进肥甘厚味、生冷干硬类食品，更不能滥服补品、补药等。食物不要过于精细，鼓励小儿多吃蔬菜及粗粮。对小儿喜爱的某些简单食物，如豆腐乳、萝卜干等，应允许其进食，以诱导开胃。

七、泄 泻

小儿泄泻是指小儿大便次数增多，粪质稀薄或如水样便为特征的一种小儿常见病。因小儿脏腑功能娇嫩，机体代偿能力差，泄泻会引起严重的后果，因此父母要高度重视。一旦发现小儿泄泻，应及时干预，若情况严重，应及时就医，以免耽误病情。

小儿泄泻的特点

从年龄来看，以 2 岁以下的小儿最为多见；从发病季节来看，春夏秋冬均可发生，夏秋季节发病率较高，且容易引起流行。

小儿泄泻的病因

小儿泄泻可以从内因和外因两个方面来分析。外因以感受外邪为主，内因以内伤饮食、脾胃虚弱为主。感受外邪的原因依然是小儿"脏腑娇嫩，形气未充"，较易为外邪侵袭。内伤饮食则是由于小儿脾胃运化力弱，饮食不能自行节制，饥饱无度，或过食生冷油腻；皆能损伤脾胃，脾的正常生理功能出现问题，继而发生泄泻。

小儿泄泻的典型症状

小儿泄泻典型症状为大便次数增多，每日超过 3～5 次，多者达 10 次以上，或呈淡黄色，或如蛋花汤样，或黄绿稀溏，或色褐而臭，可有少量黏液。同时可伴有恶心、呕吐、腹痛、发热、口渴等症。

小儿泄泻的治疗原则

中医认为，小儿泄泻的主要原因是脾的运化功能出现问题，不能正常工作，导致营养物质通过大便排出体外。治疗原则主要是恢复脾的正常功能，以健脾化湿为基本治疗原则。

不同类型泄泻的症状及治法

1. 伤食泻

症状：大便稀溏，夹有乳凝块；或食物残渣，气味酸臭；或脘腹胀满，便前腹痛，泻后痛减，腹痛拒按；或有呕吐，不思乳食，夜卧不安，舌苔厚腻。

治法：消食导滞。

（1）推拿

选穴：脾经，胃经，四横纹，板门，内八卦，脊。

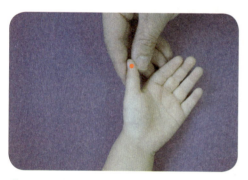
△ 脾经：拇指末端指纹面。

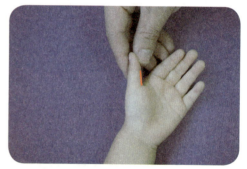
△ 胃经：拇指掌面近掌端第1节。

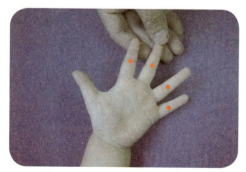
△ 四横纹：手掌面，食指、中指、无名指、小指第1指间关节横纹处。

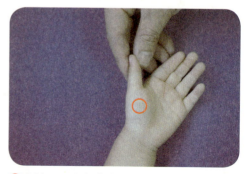
△ 板门：手掌大鱼际平面。

第六章 小儿常见病及对策

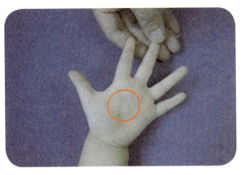

△ 内八卦：手掌面，以掌心为中点，至中指根横纹约 2/3 处为半径所做的圆。

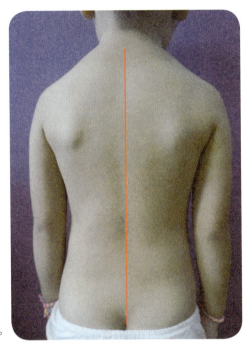

▷ 脊：大椎至长强成一直线。

手法：推脾经 500 次，清胃经 300 次，推四横纹 200 次，揉板门 500 次，运内八卦 300 次，捏脊 6～8 遍。

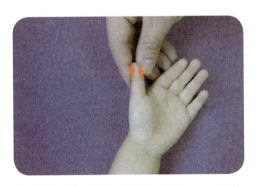

△ 推脾经：用拇指往返推擦小儿拇指桡侧（推脾经时穴位定位常变异至拇指桡侧）。

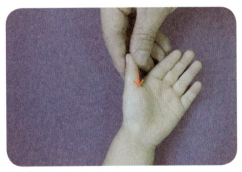

△ 清胃经：向指根方向直推。

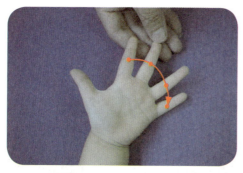
◐ 推四横纹：从食指横纹处推向小指横纹处。

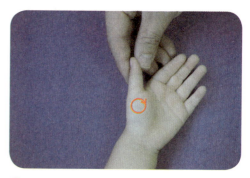
◐ 揉板门：指端揉手掌大鱼际平面。

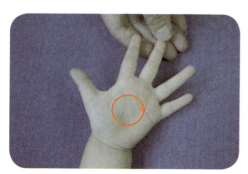
◐ 运内八卦：用运法顺时针方向掐运。

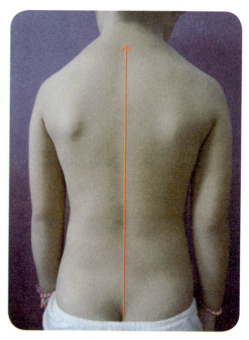
◐ 捏脊：从下向上捏。

（2）药食同源

◎山药汤

用料：山药粉15克或鲜山药30克。

做法：山药粉加水180毫升（或鲜山药加水120毫升），煮成60毫升。每日分3次服。

2. 风寒泻

症状：大便清稀多泡沫，臭气不甚，肠鸣腹痛，或伴恶寒发热，鼻流清涕，咳嗽，舌淡，苔薄白。

治法：疏风散寒，化湿和中。
（1）推拿
选穴：肺经，大肠经，脾经，胃经，板门，内八卦。

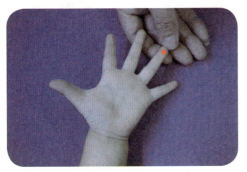

🔺 肺经：无名指末端指纹面。

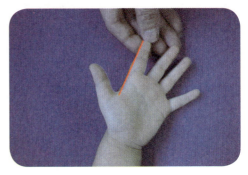

🔺 大肠经：食指桡侧缘，自食指尖至虎口成一直线。

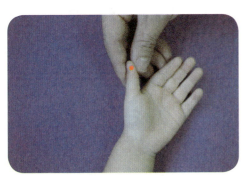

🔺 脾经：拇指末端指纹面。

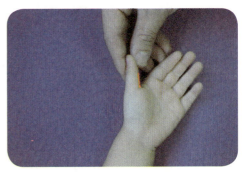

🔺 胃经：拇指掌面近掌端第1节。

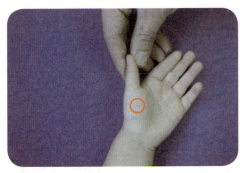

🔺 板门：手掌鱼际平面。

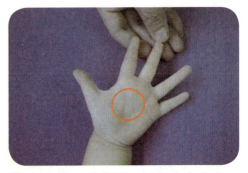

🔺 内八卦：手掌面，以掌心为中点，至中指根横纹约2/3处为半径所做的圆。

手法：清肺经、清大肠经各 300 次，推脾经 200 次，清胃经 200 次，揉板门 200 次，运内八卦 100 次。

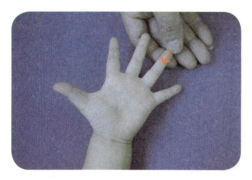

▲ 清肺经：用拇指向指根方向直推。

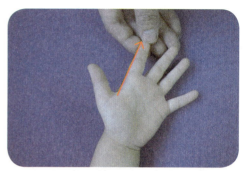

▲ 清大肠经：从虎口直推向食指尖。

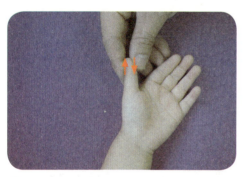

▲ 推脾经：用拇指往返推擦小儿拇指桡侧（推脾经时穴位定位常变异至拇指桡侧）。

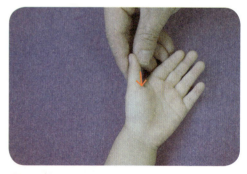

▲ 清胃经：向指根方向直推。

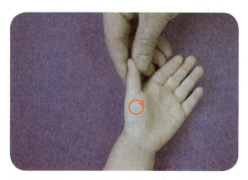

▲ 揉板门：指端揉手掌大鱼际平面。

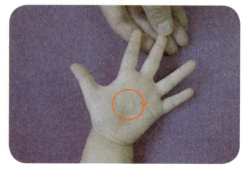

▲ 运内八卦：用运法顺时针方向掐运。

（2）药食同源

◎红枣生姜茶

用料：红枣10个，生姜30克。

做法：红枣掰开，同生姜共同水煎，代茶频频服用。

3. 湿热泻

症状：大便水样或如蛋花汤样，泻下急迫，量多次频，气味秽臭；或见少许黏液，腹痛时作，食欲不振；或伴呕恶，神疲乏力；或发热烦闹，口渴，小便短黄；舌红，苔黄腻。

治法：清热利湿。

（1）推拿

选穴：大肠经，脾经，胃经，板门，内八卦，六腑，丰隆。

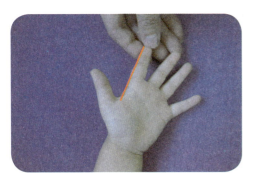

⚠ 大肠经：食指桡侧缘，自食指尖至虎口成一直线。

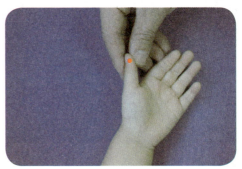

⚠ 脾经：拇指末端指纹面。

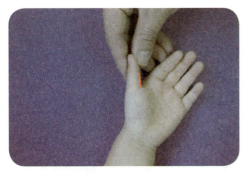

⚠ 胃经：拇指掌面近掌端第1节。

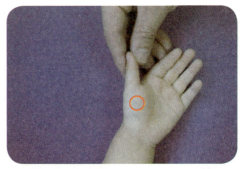

⚠ 板门：手掌大鱼际平面。

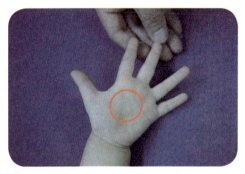 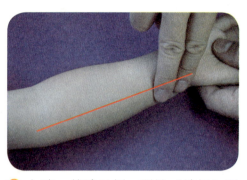

🔺 内八卦：手掌面，以掌心为中点，至中指根横纹约2/3处为半径所做的圆。

🔺 六腑：前臂尺侧，阴池（神门）至肘成一直线。

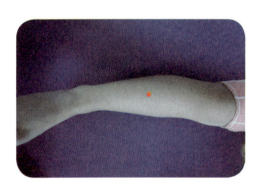

◀ 丰隆：小腿前外侧，外踝尖上8寸，距胫骨前缘两横指(中指)。

手法：清大肠经、清脾经、清胃经各300次，揉板门200次，运内八卦200次，退六腑300次，揉丰隆2～3分钟。

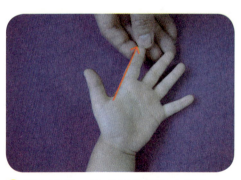 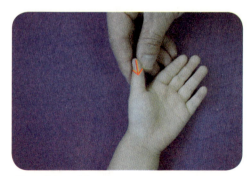

🔺 清大肠经：从虎口直推向食指尖。

🔺 清脾经：由指端向指根方向直推。

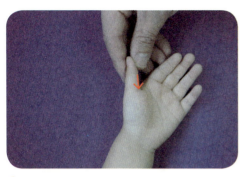
⚠ 清胃经：向指根方向直推。

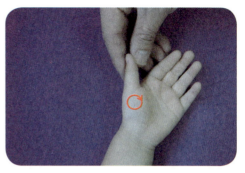
⚠ 揉板门：指端揉手掌大鱼际平面。

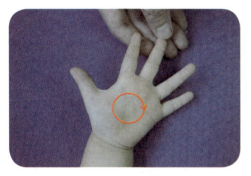
⚠ 运内八卦：用运法顺时针方向掐运。

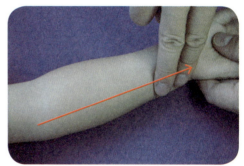
⚠ 退六腑：用拇指指面或食中二指指面自肘推向腕。

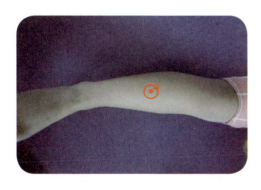

⚠ 揉丰隆：拇指指端按揉本穴。

（2）药食同源

◎赤豆山药粥

用料：赤小豆 30 克，山药 30 克。

做法：将赤小豆洗净，山药去皮，切成薄片，放入锅内，加水适量，置火上烧沸，再用小火熬煮熟，即可食用。

◎薏仁莲子粥

用料：薏苡仁30克，莲子肉30克，大块冰糖5粒。

做法：将薏苡仁洗干净，莲子去皮去心，冰糖捶成碎屑。先将薏苡仁、莲子放入锅内，加水适量，置火上烧沸，再用文火熬熟，加入冰糖，即可食用。

4. 脾虚泻

症状：大便稀溏，色淡不臭，多于食后作泻，时轻时重，面色萎黄，形体消瘦，神疲倦怠，舌淡苔白。

治法：健脾益气，助运止泻。

（1）推拿

选穴：脾经，胃经，四横纹，板门，内八卦，足三里，脊。

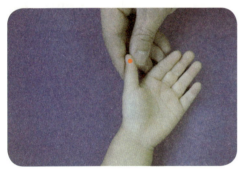

🔺 脾经：拇指末端指纹面。

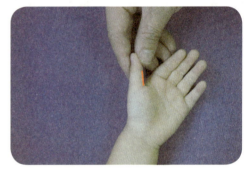

🔺 胃经：拇指掌面近掌端第1节。

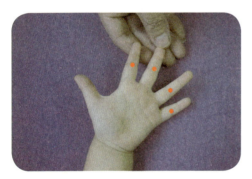

🔺 四横纹：手掌面，食指、中指、无名指、小指第1指间关节横纹处。

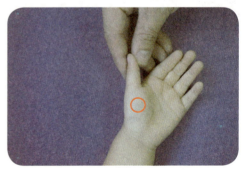

🔺 板门：手掌大鱼际平面。

小儿常见病及对策 第六章

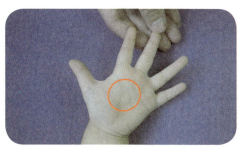

▲ 内八卦：手掌面，以掌心为中点，至中指根横纹约 2/3 处为半径所做的圆。

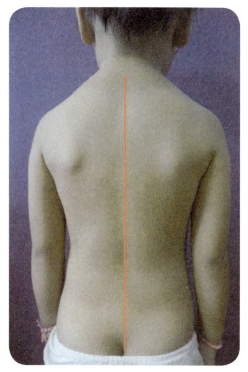

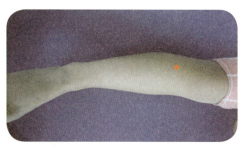

▲ 足三里：外膝眼下 3 寸。

▲ 脊：大椎至长强成一直线。

手法：推脾经 500 次，清胃经 300 次，推四横纹 200 次，揉板门 500 次，运内八卦 300 次，揉足三里 2～3 分钟，捏脊 6～8 遍。

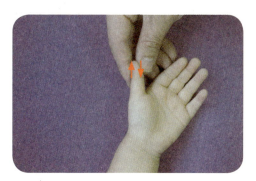

▲ 推脾经：用拇指往返推擦小儿拇指桡侧（推脾经时穴位定位常变异至拇指桡侧）。

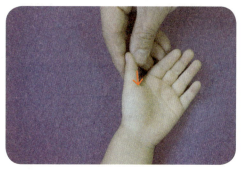

▲ 清胃经：向指根方向直推。

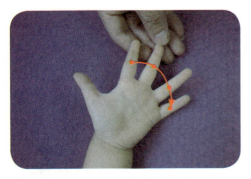
▲ 推四横纹：从食指横纹处推向小指横纹处。

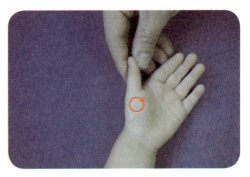
▲ 揉板门：指端揉手掌大鱼际平面。

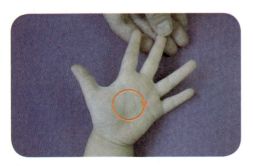
▲ 运内八卦：用运法顺时针方向掐运。

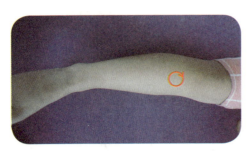
▲ 揉足三里：拇指按揉足三里。

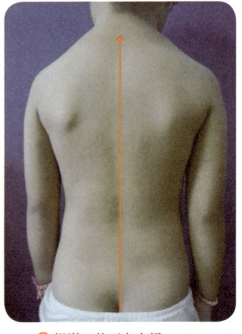
▲ 捏脊：从下向上捏。

（2）药食同源

◎小麦粳米大枣粥

用料：小麦60克，粳米60克，大枣5枚。

做法：小麦洗净，大枣掰开，与粳米共同煮粥食用。每日温服2～3次，3～5天为一疗程。

5. 脾肾阳虚泻

症状：久泻不止，大便清稀，完谷不化；或见脱肛，形寒肢冷；面色白，精神萎靡，睡时露睛，舌淡苔白。

治法：补脾温肾，固涩止泻。

（1）推拿

选穴：脾经，胃经，肾经，四横纹，板门，内八卦，足三里，脊。

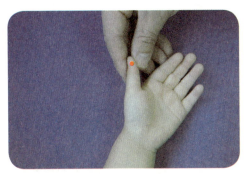
▲ 脾经：拇指末端指纹面。

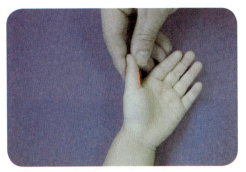
▲ 胃经：拇指掌面近掌端第1节。

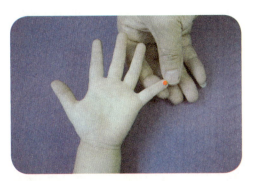
▲ 肾经：小指末端指纹面。

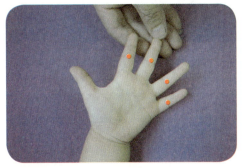
▲ 四横纹：手掌面，食指、中指、无名指、小指第1指间关节横纹处。

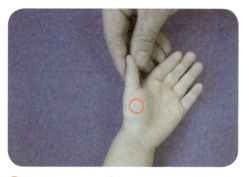
🔺 板门：手掌大鱼际平面。

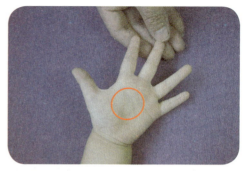
🔺 内八卦：手掌面，以掌心为中点，至中指根横纹约2/3处为半径所做的圆。

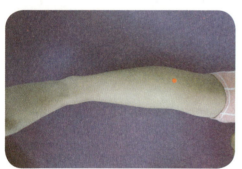
🔺 足三里：外膝眼下3寸。

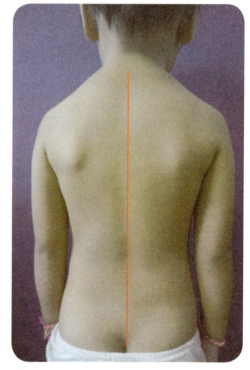
🔺 脊：大椎至长强成一直线。

手法：补脾经500次，清胃经300次，补肾经300次，推四横纹200次，揉板门500次，运内八卦300次，揉足三里2～3分钟，捏脊6～8遍。

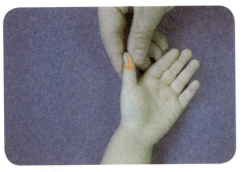
⚠ 补脾经：旋推或将小儿拇指屈曲，循拇指桡侧边缘向掌根方向直推。

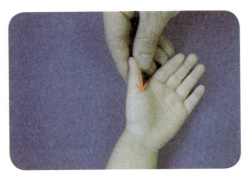
⚠ 清胃经：向指根方向直推。

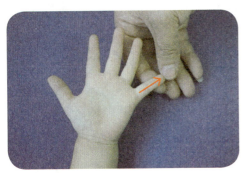
⚠ 补肾经：由指根向指尖方向直推。

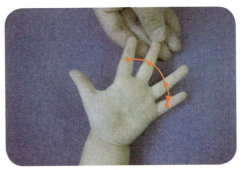
⚠ 推四横纹：从食指横纹处推向小指横纹处。

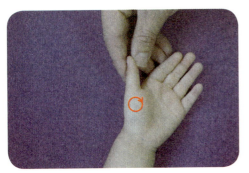
⚠ 揉板门：指端揉手掌大鱼际平面。

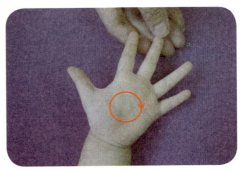
⚠ 运内八卦：用运法顺时针方向掐运。

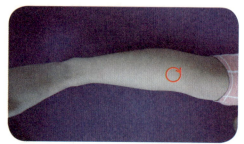

▲ 揉足三里：拇指按揉足三里。

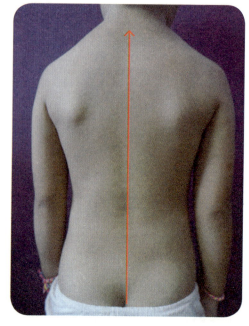

▶ 捏脊：从下向上捏。

（2）药食同源

◎山药薏仁芡实粥

用料：炒山药 50 克，薏苡仁 50 克，芡实 50 克，大米适量。

做法：药与大米同煮成粥，每日温服 2～3 次，10 天为一疗程。

日常护理

（1）防止孩子腹部受凉。

（2）适当控制饮食，减轻胃肠负担，吐泻严重及伤食泄泻小儿可暂时禁食 6～8 小时，以后随着病情好转，逐渐增加饮食量。忌食油腻、生冷及不易消化的食物。

（3）保持皮肤清洁干燥，勤换尿布。每次大便后，宜用温水清洗臀部，必要时撒上爽身粉。

（4）密切观察病情变化，防止发生并发症。及时就医，避免耽误病情。

八、食 积

小儿食积是以不思乳食，腹胀嗳腐，大便酸臭或便秘为特征的一种小儿常见的脾胃病症，多因喂养不当，内伤乳食，停积胃肠，脾运失司所引起。同是脾胃病症，均以进食障碍为主要表现,小儿食积与小儿厌食并不完全是一回事。小儿厌食是由于各种原因导致脾胃消化功能障碍,表现为不欲进食。

小儿食积的特点

小儿食积的发病季节无特殊规律,四季皆有,但夏秋季节最常发生,因夏秋季的湿邪最容易影响脾胃的正常消化功能。从发病年龄来看,小儿各年龄组皆可发病,但以婴幼儿多见。

小儿易患食积的病因

小儿食积的病因主要是乳食内积不化,停积胃肠,继而损伤脾胃,脾运失常,导致气滞不行。

小儿食积的治疗原则

小儿食积可分为实证、虚证和虚实夹杂证。实证以消导为治疗原则;虚证以补益为治疗原则;虚中夹实证以健脾消食、消补兼施为法,积重而脾虚轻者宜消中兼补法。

不同类型食积的症状及治法

1. 乳食内积

症状:乳食不思,食欲不振或拒食,脘腹胀满,疼痛拒按;或有嗳腐恶心,呕吐酸馊乳食,烦躁哭闹,夜卧不安,低热,肚腹热甚,大便秽臭,舌红,苔腻。

治法:消乳消食,化积导滞。

(1) 推拿

选穴:脾经,胃经,大肠经,板门,内八卦,脊。

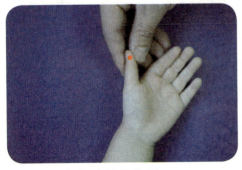

⬥ 脾经:拇指末端指纹面。

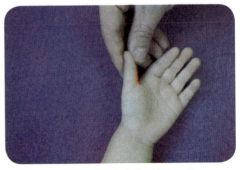

⬥ 胃经:拇指掌面近掌端第1节。

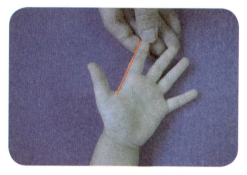

⚠ 大肠经：食指桡侧缘，自食指尖至虎口成一直线。

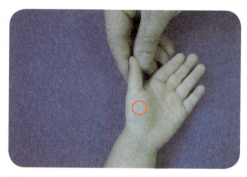

⚠ 板门：手掌大鱼际平面。

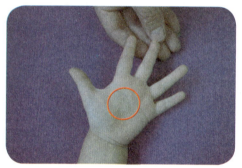

⚠ 内八卦：手掌面，以掌心为中点，至中指根横纹约2/3处为半径所做的圆。

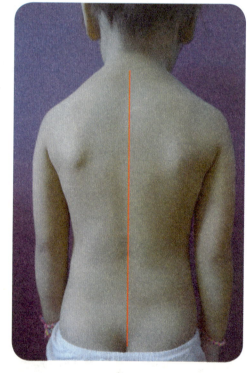

▶ 脊：大椎至长强成一直线。

手法：推脾经500次，清胃经、清大肠经各300次，揉板门500次，运内八卦300次，捏脊6～8遍。

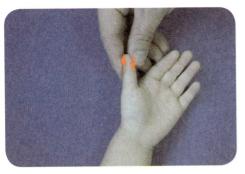
⚠ 推脾经：用拇指往返推擦小儿拇指桡侧（推脾经时穴位定位常变异至拇指桡侧）。

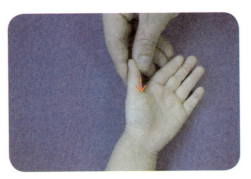
⚠ 清胃经：向指根方向直推。

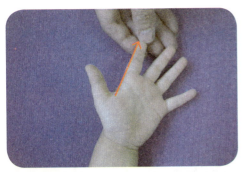
⚠ 清大肠经：从虎口直推向食指尖。

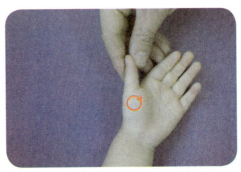
⚠ 揉板门：指端揉手掌大鱼际平面。

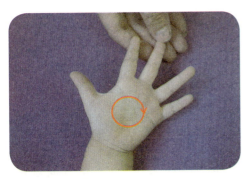
⚠ 运内八卦：用运法顺时针方向掐运。

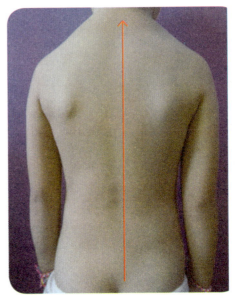
▷ 捏脊：从下向上捏。

（2）药食同源

◎党参山药粥

用料：党参 50 克，山药 50 克。

做法：上二药加水 300 毫升，熬半小时后，分 2～3 次服食。

2. 脾虚夹积

症状：神倦乏力，面色萎黄，形体消瘦，夜寐不安，不思乳食，食则饱胀，腹满喜按，大便溏薄夹有食物残渣，舌淡红，苔白腻。

治法：健脾助运，消补兼施。

（1）推拿

选穴：脾经，胃经，大肠经，板门，内八卦，足三里，脊。

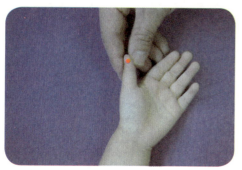
▲ 脾经：拇指末端指纹面。

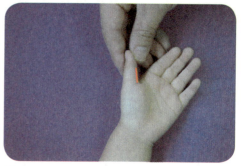
▲ 胃经：拇指掌面近掌端第 1 节。

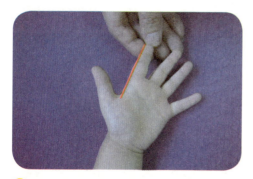
▲ 大肠经：食指桡侧缘，自食指尖至虎口成一直线。

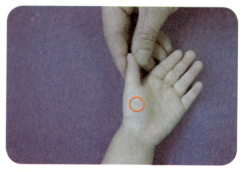
▲ 板门：手掌大鱼际平面。

第六章 小儿常见病及对策

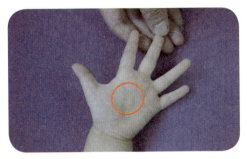

⚠ 内八卦：手掌面，以掌心为中点，至中指根横纹约 2/3 处为半径所做的圆。

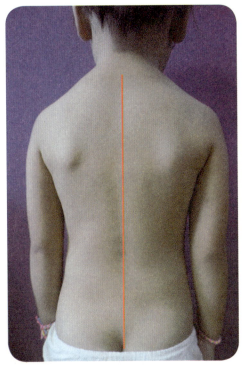

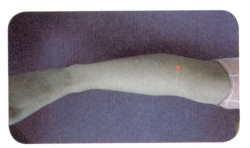

⚠ 足三里：外膝眼下 3 寸。

⚠ 脊：大椎至长强成一直线。

手法：推脾经 500 次，清胃经、清大肠经各 100 次，揉板门 500 次，运内八卦 300 次，捏脊 6～8 遍，揉足三里 2～3 分钟。

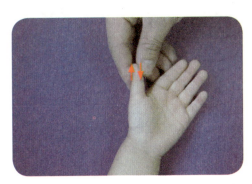

⚠ 推脾经：用拇指往返推擦小儿拇指桡侧（推脾经时穴位定位常变异至拇指桡侧）。

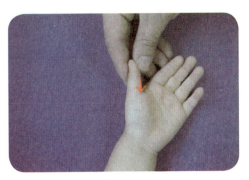

⚠ 清胃经：向指根方向直推。

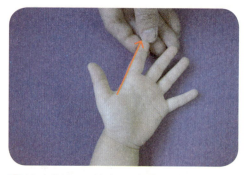
▲ 清大肠经：从虎口直推向食指尖。

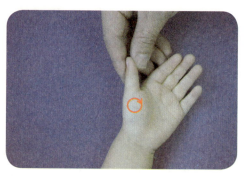
▲ 揉板门：指端揉手掌大鱼际平面。

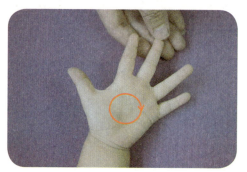
▲ 运内八卦：用运法顺时针方向掐运。

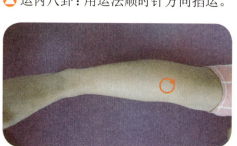
▲ 揉足三里：拇指按揉足三里。

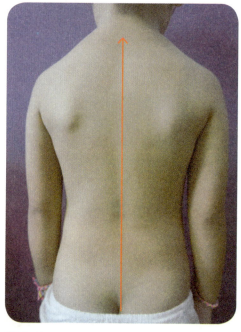
▲ 捏脊：从下向上捏。

（2）药食同源

◎双芽饮

用料：谷芽、麦芽各15克。

做法：上二药加水适量大火煮沸后小火再煮15分钟即可服用。

日常护理

（1）饮食、起居有规律，不吃零食，纠正偏食，少吃甜食，更不要乱服滋补品。

（2）呕吐者可暂禁食 3～6 小时，或给予生姜汁数滴，加少许红糖水饮服。

（3）平时应保持大便通畅，养成良好的排便习惯。

九、口 疮

小儿口疮一种小儿常见的口腔疾患，主要表现是口腔内黏膜、舌、唇、齿龈、上腭等处发生溃疡，也称为"口糜"。

小儿口疮的特点

小儿口疮发病无明显规律，任何季节、任何年龄均可发病，但临床上以 2～4 岁的小儿多见。可单独发生，也常伴发于其他疾病。小儿口疮一般预后良好；若失治、误治，或小儿体质虚弱，可反复发作，迁延难愈。

小儿口疮的病因

小儿口疮，多由风热、心脾积热、虚火上炎引起。

小儿口疮的典型症状

小儿口疮部位比较广泛，可见于齿龈、舌体、两颊、上腭等部位，表现为黄白色溃疡点，大小不等，甚至满口糜烂，疼痛流涎。

小儿口疮的治疗原则

小儿口疮可分为实火证与虚火证两类。实火证以清泻为主要治疗原则，虚火证以滋阴降火为主要治疗原则。

不同类型口疮的症状及治法

1. 风热乘脾

症状：以口颊、上腭、齿龈、口角溃疡为主，甚则满口糜烂；或为疱疹转为溃疡，周围发红疼痛拒食，烦躁不安，口臭，小便短黄，大便秘结；或伴发热，咽红，舌红，苔薄黄。

治法：疏风清热解毒。

（1）推拿

选穴：肺经，胃经，脾经，大肠经，天河水，四横纹，小天心，六腑。

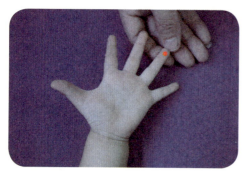

▲ 肺经：无名指末端指纹面。

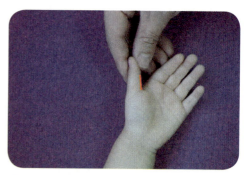

▲ 胃经：拇指掌面近掌端第1节。

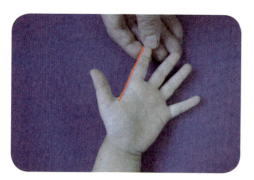

▲ 大肠经：食指桡侧缘，自食指尖至虎口成一直线。

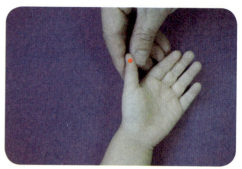

▲ 脾经：拇指末端指纹面。

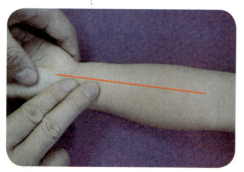

▲ 天河水：前臂正中，总筋（大陵）至洪池（曲泽）成一直线。

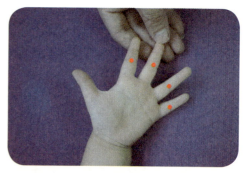

▲ 四横纹：手掌面，食指、中指、无名指、小指第1指间关节横纹处。

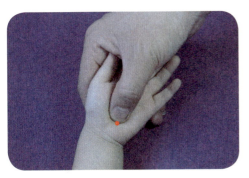
△ 小天心：大小鱼际交接处凹陷中。

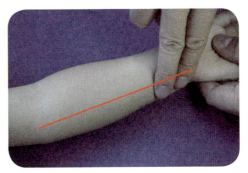
△ 六腑：前臂尺侧，阴池（神门）至肘成一直线。

手法：清肺经、清脾经各 200 次，清胃经、清大肠经各 100 次，清天河水 300 次，推四横纹 200 次，揉小天心 200 次，退六腑 100 次。

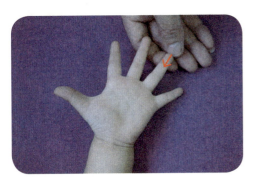
△ 清肺经：用拇指向指根方向直推。

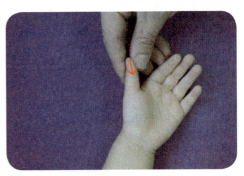
△ 清脾经：由指端向指根方向直推。

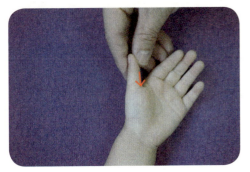
△ 清胃经：向指根方向直推。

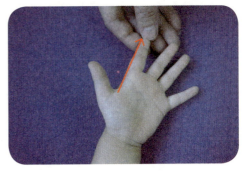
△ 清大肠经：从虎口直推向食指尖。

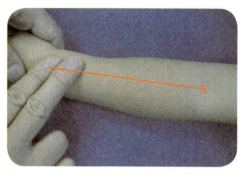

⚠ 清天河水：用食中二指自腕推向肘。

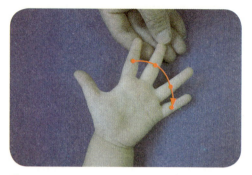

⚠ 推四横纹：从食指横纹处推向小指横纹处。

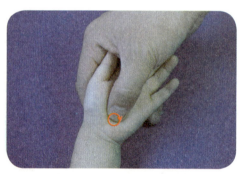

⚠ 揉小天心：用拇指按揉本穴。

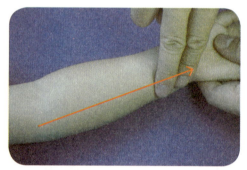

⚠ 退六腑：用拇指指面或食中二指指面自肘推向腕。

（2）药食同源

◎荸荠汤

用料：荸荠250克。

做法：荸荠洗净去皮切块，加水和冰糖适量煮汤，代茶饮。

◎萝卜鲜藕饮

用料：白萝卜500克，鲜藕500克。

做法：上二味洗净切碎，榨汁含漱，每日3～4次。

2. 心火上炎

症状：舌上、舌边溃疡较多，色红疼痛，心烦不安，口干欲饮，小便短黄，舌尖红，苔薄黄。

治法：清心泻火。

（1）推拿

选穴：心经，小肠经，天河水，四横纹，小天心，六腑。

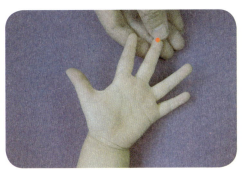

△ 心经：中指末端指纹面。

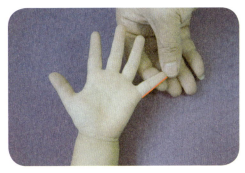

△ 小肠经：小指尺侧边缘，自指尖到指根成一直线。

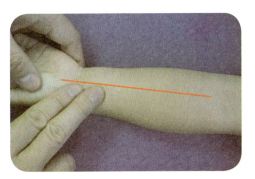

△ 天河水：前臂正中，总筋（大陵）至洪池（曲泽）成一直线。

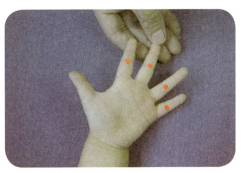

△ 四横纹：手掌面，食指、中指、无名指、小指第1指间关节横纹处。

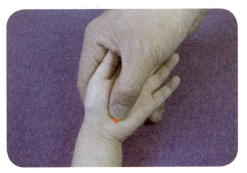

△ 小天心：大小鱼际交接处凹陷中。

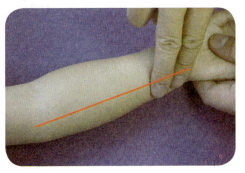

△ 六腑：前臂尺侧，阴池（神门）至肘成一直线。

手法：清心经、清小肠经、清天河水各 300 次，推四横纹 200 次，揉小天心 200 次，退六腑 200 次。

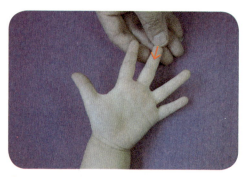

🔺 清心经：向指根方向直推。

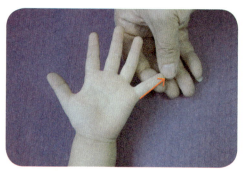

🔺 清小肠经：以拇指从指根直推向指尖。

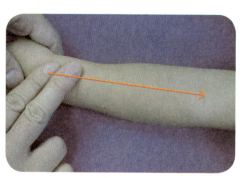

🔺 清天河水：用食中二指自腕推向肘。

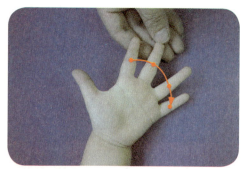

🔺 推四横纹：从食指横纹处推向小指横纹处。

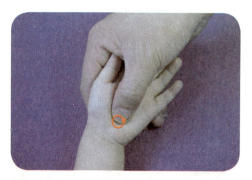

🔺 揉小天心：用拇指按揉本穴。

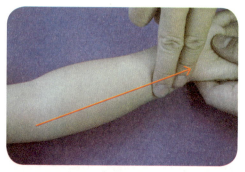

🔺 退六腑：用拇指指面或食中二指指面自肘推向腕。

（2）药食同源

◎天生白虎汤

用料：西瓜瓤去子适量。

做法：西瓜瓤绞汁，频频饮之。

◎竹叶饮

用料：鲜竹叶20克。

做法：将鲜竹叶洗净，入水加冰糖适量，煮沸片刻，代茶饮。

3. 虚火上炎

症状：口舌溃疡或糜烂，稀散色淡，不甚疼痛，反复发作或迁延难愈，神疲颧红，口干不渴，舌红，苔少或花剥。

治法：滋阴降火。

（1）推拿

选穴：心经，肾经，小肠经，天河水，四横纹，小天心，涌泉。

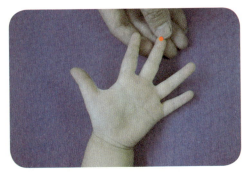

▲ 心经：中指末端指纹面。

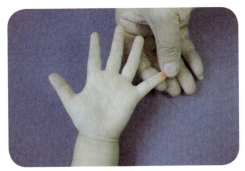

▲ 肾经：小指末端指纹面。

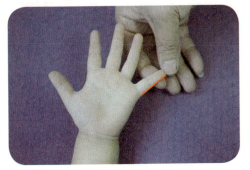

▲ 小肠经：小指尺侧边缘，自指尖到指根成一直线。

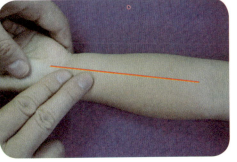

▲ 天河水：前臂正中，总筋（大陵）至洪池（曲泽）成一直线。

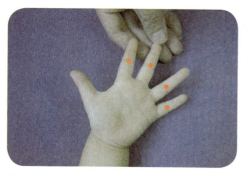
⚠ 四横纹：手掌面，食指、中指、无名指、小指第1指间关节横纹处。

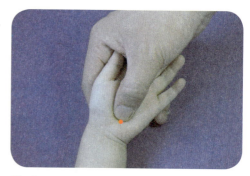
⚠ 小天心：大小鱼际交接处凹陷中。

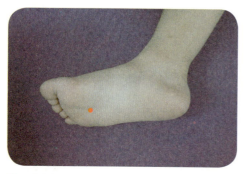
⚠ 涌泉：屈趾，足掌心前正中凹陷中。

手法：清心经200次，补肾经300次，清小肠经100次，清天河水200次，推四横纹200次，揉小天心200次，推涌泉200次。

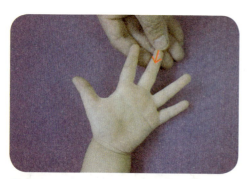
⚠ 清心经：向指根方向直推。

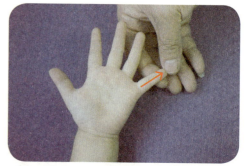
⚠ 补肾经：由指根向指尖方向直推。

小儿常见病及对策

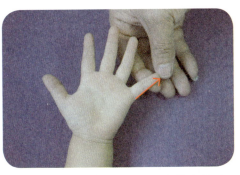
⚠ 清小肠经：以拇指从指根直推向指尖。

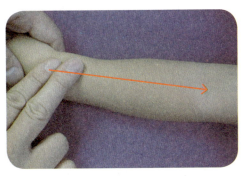
⚠ 清天河水：用食中二指自腕推向肘。

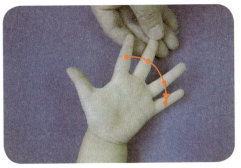
⚠ 推四横纹：从食指横纹处推向小指横纹处。

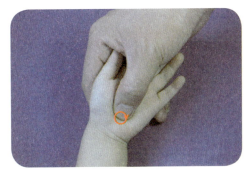
⚠ 揉小天心：用拇指按揉本穴。

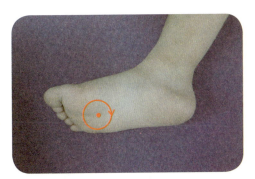
⚠ 推涌泉：用拇指向足趾方向推揉。

（2）药食同源

◎玄参麦冬甘草饮

用料：玄参 15 克，麦冬 9 克，甘草 3 克。

做法：上药水煎代茶饮。

（3）外治法

◎敷贴方

用料：吴茱萸 15 克，醋适量。

方法：吴茱萸研细末，用醋调成糊，用布包裹，敷两足心。每晚用，次日早晨取下，连用 2～3 天。

十、夜 啼

小儿夜啼是指婴儿夜间不明原因反复啼哭不安，或每夜定时啼哭，甚则整夜啼哭不止。多见于新生儿及 6 个月内的婴儿。

小儿夜啼的病因

中医认为小儿夜啼病因主要有三：脾胃寒、心有热、受惊恐。

小儿夜啼的典型症状

小儿夜啼的典型症状为入夜啼哭不安，甚则通宵达旦，但白天如常。

小儿夜啼的治疗原则

小儿夜啼因脾寒者，治以温脾行气；因心经积热者，治以清心导赤；因惊恐伤神者，治以镇惊安神。

不同类型夜啼的症状及治法

1. **脾寒气滞**

症状：啼哭声低弱，时哭时止，四肢欠温，吮乳无力，食量欠佳，大便溏薄，小便较清，面色青白，唇色淡红，舌苔薄白，指纹多淡红。

治法：温脾散寒，行气止痛。

（1）推拿

选穴：脾经，胃经，一窝风，内八卦，足三里，脊，腹。

第六章 小儿常见病及对策

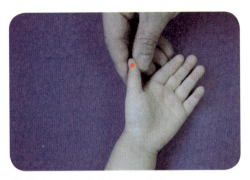
△ 脾经：拇指末端指纹面。

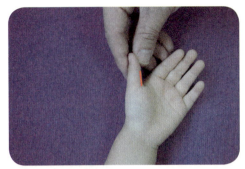
△ 胃经：拇指掌面近掌端第1节。

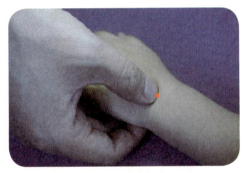
△ 一窝风：手背腕横纹正中凹陷处。

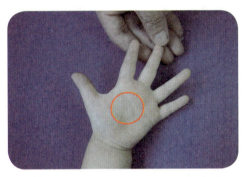
△ 内八卦：手掌面，以掌心为中点，至中指根横纹约2/3处为半径所做的圆。

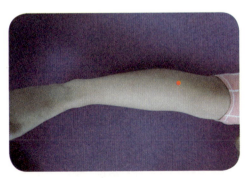
△ 足三里：外膝眼下3寸。

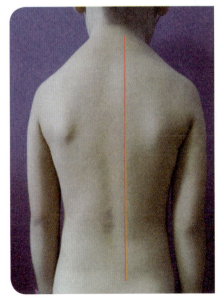
▷ 脊：大椎至长强成一直线。

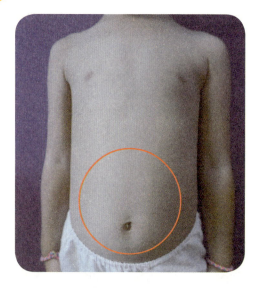

◀ 腹:腹部。

手法:补脾经、补胃经各 300 次,揉一窝风 300 次,运内八卦 200 次,揉足三里 2~3 分钟,摩腹 2~3 分钟,捏脊 6~8 遍。

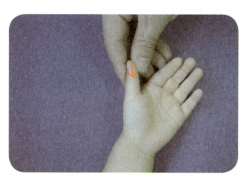

▲ 补脾经:旋推或将小儿拇指屈曲,循拇指桡侧边缘向掌根方向直推。

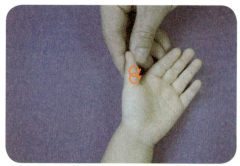

▲ 补胃经:旋推拇指掌面近掌端第1节。

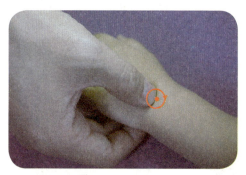

▲ 揉一窝风:拇指按揉本穴。

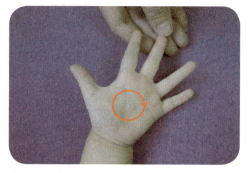

▲ 运内八卦:用运法顺时针方向掐运。

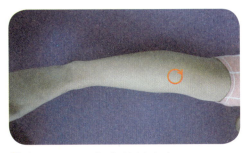

▲ 揉足三里：拇指按揉本穴。

▲ 摩腹：用手掌摩腹。

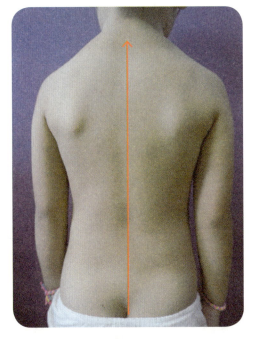

◀ 捏脊：从下向上捏。

（2）药食同源

◎生姜红糖水

用料：生姜 10 克，红糖适量。

做法：生姜切片，加适量红糖，水煎服。

（3）外治法

◎敷贴方

用料：丁香、肉桂、吴茱萸各 3 克。

方法：上以三味药物研细末，置于普通膏药上，贴于脐部 2～4 小时，如出现局部皮肤瘙痒，立即取下。

2. 心经积热

症状：啼哭声较响，见灯尤甚，哭时面赤唇红，烦躁不宁，身腹俱暖，大便秘结，小便短赤，舌尖红，苔薄黄，指纹多紫。

治法：清心导赤，泻火安神。

（1）推拿

选穴：心经，小肠经，五指节，小天心，六腑。

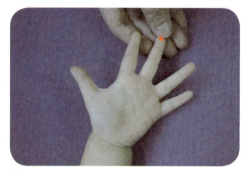
⬢ 心经：中指末端指纹面。

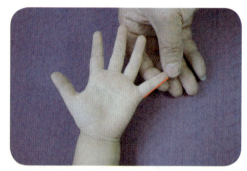
⬢ 小肠经：小指尺侧边缘，自指尖到指根成一直线。

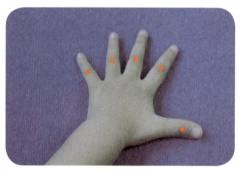
⬢ 五指节：手背五指第1指间关节。

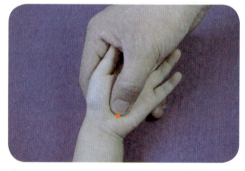
⬢ 小天心：大小鱼际交接处凹陷中。

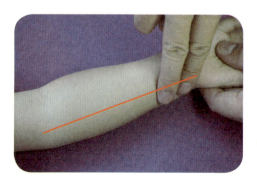
⬢ 六腑：前臂尺侧，阴池（神门）至肘成一直线。

手法：清心经 500 次，清小肠经 200 次，掐五指节 200 次，揉小天心 200 次，退六腑 100 次。

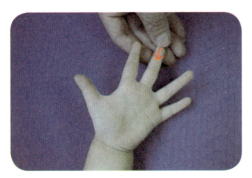

⚠ 清心经：向指根方向直推。

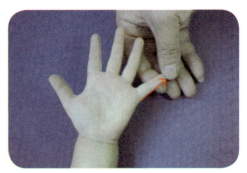

⚠ 清小肠经：以拇指从指根直推向指尖。

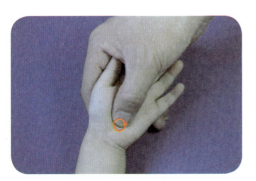

⚠ 揉小天心：用拇指按揉本穴。

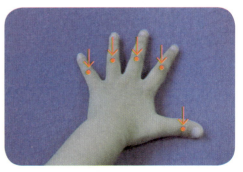

⚠ 掐五指节：用拇指指端掐本穴。

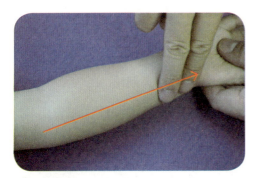

⚠ 退六腑：用拇指指面或食中二指指面自肘推向腕。

（2）药食同源

◎赤豆白糖饮

用料：赤小豆10克，白糖适量。

做法：赤小豆加水煮烂后加适量白糖，代茶饮。

◎百合莲子汤

用料：百合、莲子各30克。

做法：百合洗净，莲子去心洗净，加适量水煮熟服用。

3. 惊恐伤神

症状：夜间突然啼哭，似见异物状，神情不安，时作惊惕，紧偎母怀，面色乍青乍白，哭声时高时低，时急时缓，舌苔正常，指纹色紫。

治法：定惊安神，补气养心。

（1）推拿

选穴：心经，肝经，肾经，天门，小天心，脊。

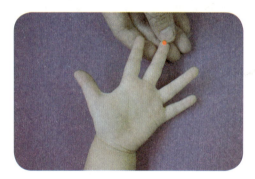
▲ 心经：中指末端指纹面。

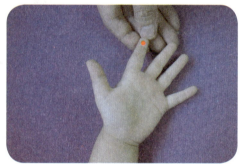
▲ 肝经：食指末端指纹面。

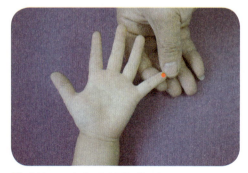
▲ 肾经：小指末端指纹面。

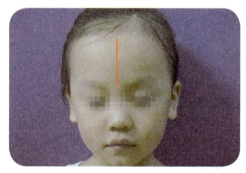
▲ 天门：两眉中间至前发际成一直线。

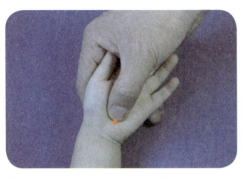

◬ 小天心：大小鱼际交接处凹陷中。

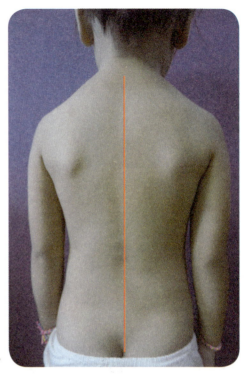

▷ 脊：大椎至长强成一直线。

手法：补心经 300 次，清肝经 100 次，补肾经 500 次，开天门 300 次，揉小天心 300 次，捏脊 6～8 遍。

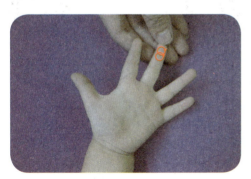

◬ 补心经：旋推中指末端指纹面。

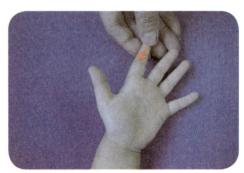

◬ 清肝经：以拇指由指端向指根方向直推。

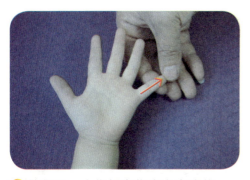
▲ 补肾经：由指根向指尖方向直推。

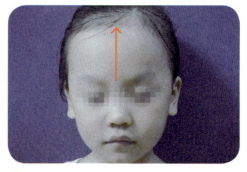
▲ 开天门：两拇指自下而上交替直推。

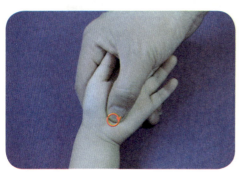
▲ 揉小天心：用拇指按揉本穴。

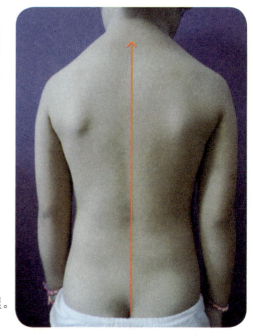
▶ 捏脊：从下向上捏。

（2）药食同源

◎龙眼饮

用料：龙眼肉 10 克。

做法：龙眼肉洗净，加水 100 毫升，大火煮开后，小火煮 30 分钟，频频服用。

日常护理

（1）注意保持周围环境安静，检查衣服、被褥有无异物刺伤皮肤。

（2）婴儿无故啼哭不止，要注意寻找原因，如饥饿、过饱、闷热、寒冷、虫咬、尿布浸渍、衣被刺激等，除去引起啼哭的原因。

（3）不可将婴儿抱在怀中睡眠，不通宵开灯，养成良好的睡眠习惯。

十一、汗　症

小儿汗症是指小儿不正常出汗的一种病症，即小儿在日常环境中，安静状态下，或睡眠中，全身或局部出汗过多，甚则大汗淋漓。多发生于 5 岁以下小儿。

小儿汗症的特点

小儿汗症有自汗、盗汗之分。睡中出汗，醒时汗止者，称盗汗；不分是否入睡，均有汗出者，称自汗。盗汗多为阴虚，自汗多为阳虚。

小儿汗症的病因

小儿汗症主要是由于小儿脏腑娇嫩，元气未充，腠理不密，所以容易出汗。

小儿汗症的治疗原则

小儿汗症以虚为主，虚则补之，所以补虚是其基本治疗原则。

不同类型汗症的症状及治法

1. 肺卫不固

症状：以自汗为主，或伴盗汗，以头部、肩背部汗出明显，动则尤甚，神疲乏力，面色少华，平时易患感冒，舌淡，苔薄。

治法：益气固表。

（1）推拿

选穴：肺经，脾经，板门，三关，内八卦，脊。

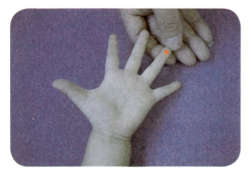
⚠ 肺经：无名指末端指纹面。

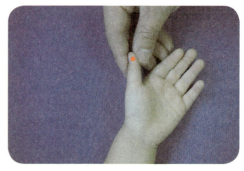
⚠ 脾经：拇指末端指纹面。

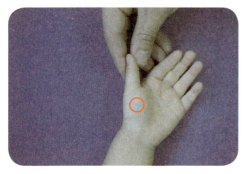
⚠ 板门：手掌大鱼际平面。

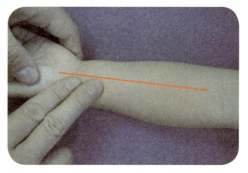
⚠ 三关：前臂桡侧，第1掌骨近端腕横纹凹陷处至肘横纹。

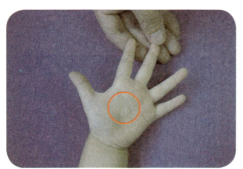
⚠ 内八卦：手掌面，以掌心为中点，至中指根横纹约2/3处为半径所做的圆。

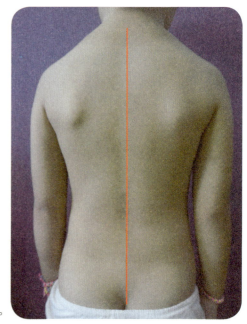
▶ 脊：大椎至长强成一直线。

手法：补肺经 300 次，补脾经 300 次，揉板门 200 次，推三关 300 次，运内八卦 200 次，捏脊 6～8 遍。

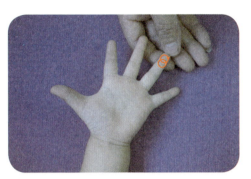

△ 补肺经：旋推无名指末端指纹面。

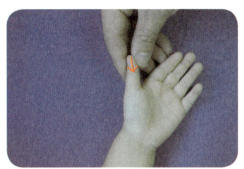

△ 补脾经：旋推或将小儿拇指屈曲，循拇指桡侧边缘向掌根方向直推。

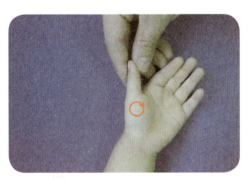

△ 揉板门：指端揉手掌大鱼际平面。

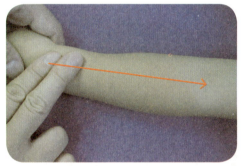

△ 推三关：用拇指桡侧面或食中二指指面自腕推向肘。

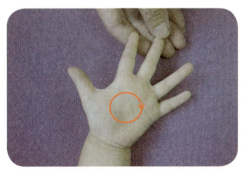

△ 运内八卦：用运法顺时针方向掐运。

▷ 捏脊：从下向上捏。

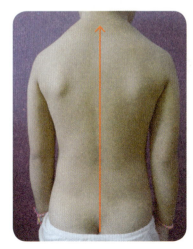

（2）药食同源

◎糯米粥

用料：糯米 60 克。

用法：将糯米放入锅中，加清水适量，煮熟后，加盐少许，频频服食。

◎枣仁粥

用料：酸枣仁 60 克，大米 400 克。

做法：将酸枣仁炒熟，放入锅内，加水适量煎熬，取其药液备用。将大米淘洗干净，放入锅内，倒入药液，煮至米熟烂时即成。每次服用 1 小碗，连续服用 1 周。

2. 营卫失调

症状：以自汗为主，或伴盗汗，汗出遍身而不温，微寒怕风，不发热；或伴有低热，精神疲倦，食欲不振，舌质淡红，苔薄白。

治法：调和营卫。

（1）推拿

选穴：肺经，板门，三关，内八卦，天河水，脊。

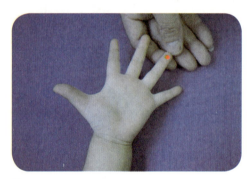

▲ 肺经：无名指末端指纹面。

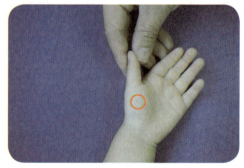

▲ 板门：手掌大鱼际平面。

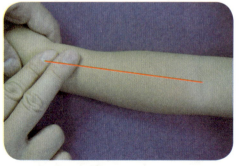

▲ 三关：前臂桡侧，第 1 掌骨近端腕横纹凹陷处至肘横纹。

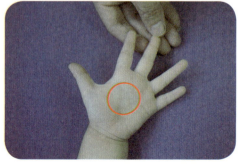

▲ 内八卦：手掌面，以掌心为中点，至中指根横纹约 2/3 处为半径所做的圆。

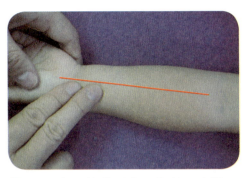
△ 天河水：前臂正中，总筋（大陵）至洪池（曲泽）成一直线。

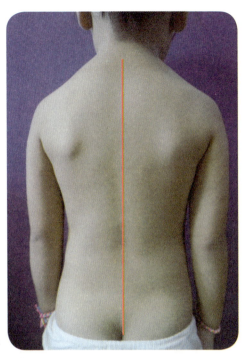
▷ 脊：大椎至长强成一直线。

手法：清肺经 200 次，揉板门 200 次，推三关 300 次，运内八卦 200 次，清天河水 200 次，捏脊 6～8 遍。

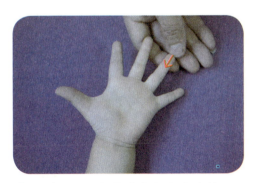
△ 清肺经：用拇指向指根方向直推。

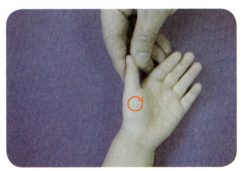
△ 揉板门：指端揉手掌大鱼际平面。

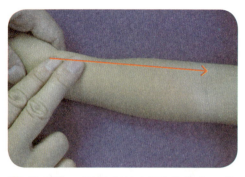
▲ 推三关：用拇指桡侧面或食中二指指面自腕推向肘。

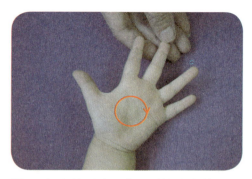
▲ 运内八卦：用运法顺时针方向掐运。

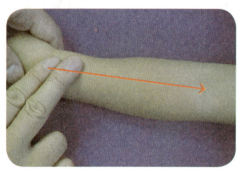
▲ 清天河水：用食中二指自腕推向肘。

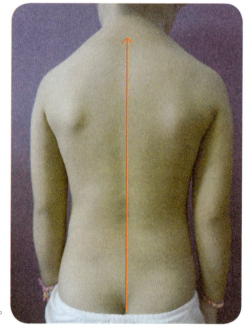
▶ 捏脊：从下向上捏。

（2）药食同源

◎生姜大枣粳米粥

用料：粳米50克，生姜5片，大枣10枚。

做法：生姜捣烂，大枣掰开去核，放入砂锅内，与粳米同煮成粥，每日可服用4～6次，每次一小碗。

3. 气阴亏虚

症状：以盗汗为主，也常伴自汗，形体消瘦，汗出较多，精神不振，心烦睡眠少，醒后汗多；或伴低热，口干，手足心灼热，哭声无力，口唇淡红，舌质淡，苔少或见剥苔。

治法：益气养阴。

（1）推拿

选穴：肺经，肾经，天河水，三关，内八卦，脊，涌泉。

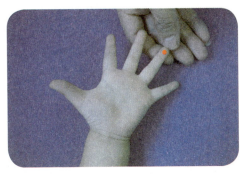

⚠ 肺经：无名指末端指纹面。

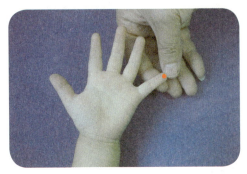

⚠ 肾经：小指末端指纹面。

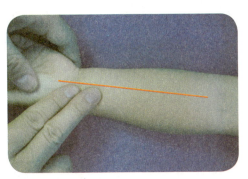

⚠ 天河水：前臂正中，总筋（大陵）至洪池（曲泽）成一直线。

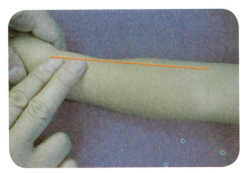

⚠ 三关：前臂桡侧，第1掌骨近端腕横纹凹陷处至肘横纹。

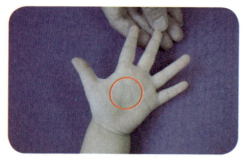

🔺 内八卦：手掌面，以掌心为中点，至中指根横纹约2/3处为半径所做的圆。

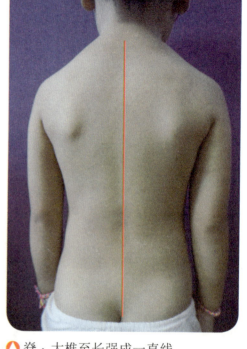

🔺 涌泉：屈趾，足掌心前正中凹陷中。　🔺 脊：大椎至长强成一直线。

手法：补肺经200次，补肾经300次，清天河水100次，推三关300次，运内八卦200次，捏脊6～8遍，推涌泉200次。

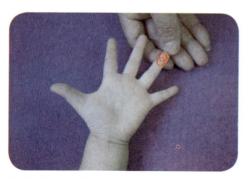

🔺 补肺经：旋推无名指末端指纹面。

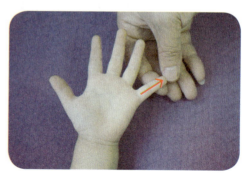

🔺 补肾经：由指根向指尖方向直推。

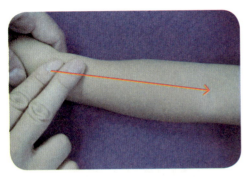
⚠ 清天河水：用食中二指自腕推向肘。

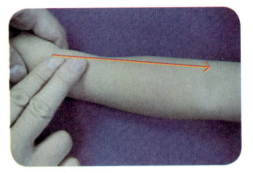
⚠ 推三关：用拇指桡侧面或食中二指指面自腕推向肘。

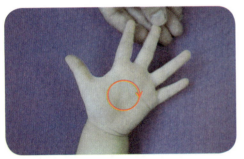
⚠ 运内八卦：用运法顺时针方向掐运。

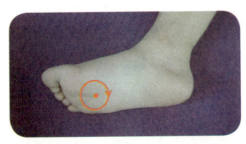
⚠ 推涌泉：用拇指向足趾方向推揉。

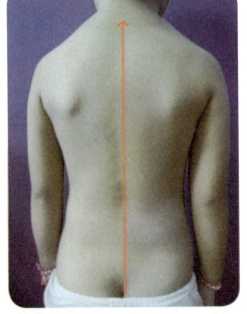
⚠ 捏脊：从下向上捏。

（2）药食同源

◎黑芝麻红枣粥

用料：粳米150克，黑芝麻20克，枣20枚。

做法：黑芝麻研末，粳米、枣洗净，枣掰开去核，一同放入锅内，加冷水500毫升，旺火烧沸后，改用小火熬煮，待米粥烂熟，即可食用。

4. 湿热迫蒸

症状：自汗或盗汗，以头部或四肢为多，汗出肤热，汗渍色黄，口臭，口渴不欲饮，小便色黄，色质红，苔黄腻。

治法：清热泻脾。

（1）推拿

选穴：肝经，大肠经，脾经，胃经，六腑，丰隆。

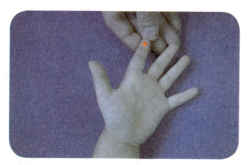
🔺 肝经：食指末端指纹面。

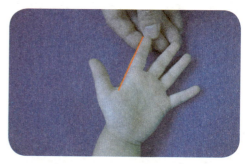
🔺 大肠经：食指桡侧缘，自食指尖至虎口成一直线。

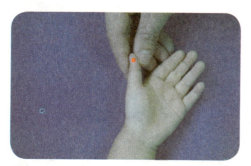
🔺 脾经：拇指末端指纹面。

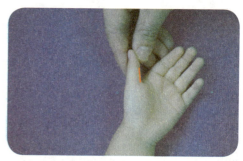
🔺 胃经：拇指掌面近掌端第1节。

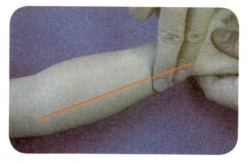
🔺 六腑：前臂尺侧，阴池（神门）至肘成一直线。

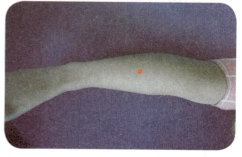
🔺 丰隆：小腿前外侧，外踝尖上8寸，距胫骨前缘两横指（中指）。

手法：清肝经、清大肠经、清脾经各 300 次，清胃经 200 次，退六腑 200 次，揉丰隆 2～3 分钟。

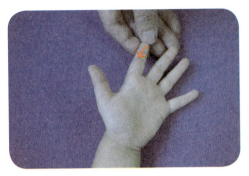
△ 清肝经：以拇指由指端向指根方向直推。

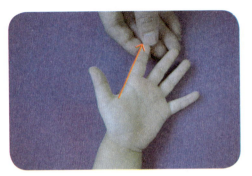
△ 清大肠经：从虎口直推向食指尖。

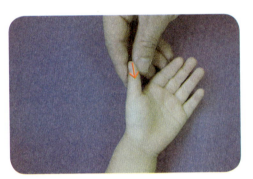
△ 清脾经：由指端向指根方向直推。

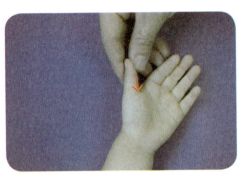
△ 清胃经：向指根方向直推。

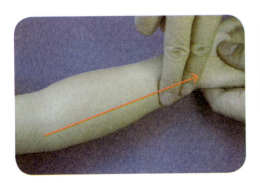
△ 退六腑：用拇指指面或食中二指指面自肘推向腕。

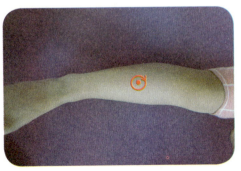
△ 揉丰隆：拇指指端按揉本穴。

(2) 药食同源

◎丝瓜汤

用料：丝瓜200克，盐适量。

做法：丝瓜去皮，洗净，切成片，加盐，与清水同煮，煮熟后即可食用。

日常护理

(1) 注意个人卫生，勤换衣被，保持皮肤清洁和干燥，用柔软干毛巾或纱布擦汗，勿用湿冷毛巾，以免受凉。避免直接吹风。

(2) 汗出过多致津伤气耗者，应补充水分及容易消化而营养丰富的食物。勿食辛辣、煎炒、炙烤、肥甘厚味。

(3) 室内温度、湿度要调节适宜。

十二、惊 风

小儿惊风是小儿时期常见的一种急重病症，以出现抽搐、昏迷为主要特征。又称"惊厥"，俗名"抽风"。

小儿惊风的特点

小儿惊风任何季节均可发生，1～5岁小儿多见，年龄越小，发病率越高。病情往往比较凶险，变化迅速，可危及生命。父母应高度重视，及时就医，避免耽误病情。一般分为急惊风和慢惊风两类。

小儿惊风的病因

急惊风多由外感热病或暴受惊恐等造成。慢惊风则多因久病、脾胃素弱及急惊风日久失治等所致。现代医学认为由于小儿的中枢神经系统发育未健全，故而易受多种因素影响而致中枢神经系统功能暂时紊乱。急惊风发病迅速，可见突然神昏抽搐，甚至角弓反张。慢惊风抽搐时发时止，缓慢无力，病程较长，常伴神倦嗜卧、形瘦面白、便溏等症状。

小儿惊风的典型症状

小儿惊风的症状，主要的表现有高热、昏迷（不清醒）、四肢抽搐等。

小儿惊风的治疗原则

急惊风以清热、豁痰、镇惊、熄风为治疗原则。慢惊风的治疗，以补虚治本为主。

不同类型惊风的症状及治法

急惊风

1. 风热动风

症状：发热骤起，头痛身痛，咳嗽流涕，烦躁不宁，四肢拘急，目睛上视，牙关紧闭，舌红，苔白。

治法：疏风清热，熄风止痉。

推拿

选穴：心经，二扇门，小天心，五指节，总筋，天河水。

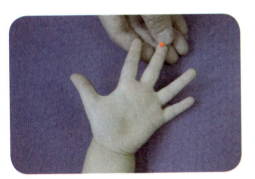

△ 心经：中指末端指纹面。

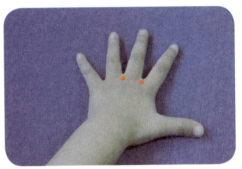

△ 二扇门：手背中指指根两侧凹陷处。

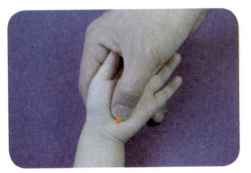

△ 小天心：大小鱼际交接处凹陷中。

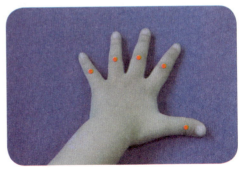

△ 五指节：手背五指第1指间关节。

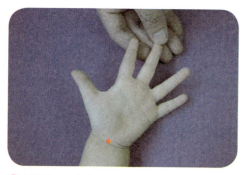 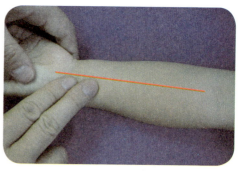

● 总筋：手掌面，腕横纹中点（相当于大陵）。

● 天河水：前臂正中，总筋（大陵）至洪池（曲泽）成一直线。

手法：清心经 300 次，掐二扇门、掐小天心各 200 次，掐五指节 300 次，掐总筋 200 次，清天河水 300 次。

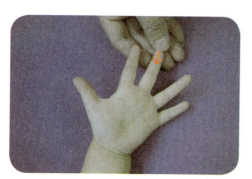 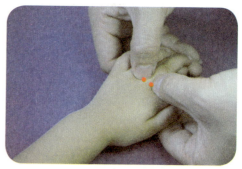

● 清心经：向指根方向直推。

● 掐二扇门：用拇指指甲掐本穴。

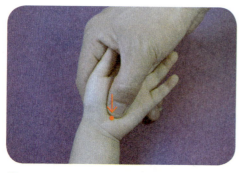 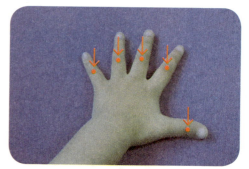

● 掐小天心：用拇指指端掐本穴。

● 掐五指节：用拇指指端掐本穴。

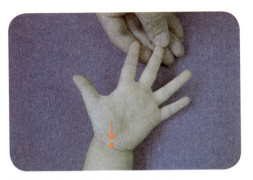
⚠ 掐总筋：拇指指甲掐本穴。

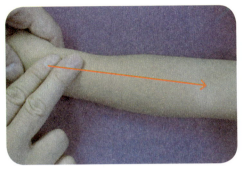
⚠ 清天河水：用食中二指自腕推向肘。

2. 气营两燔

症状：起病急骤，高热烦躁，口渴欲饮，神昏惊厥，舌苔黄糙，舌质深红或绛，脉数有力。

治法：清营凉血，透热转气。

推拿

选穴：心经，脾经，肝经，大肠经，六腑。

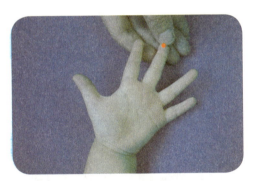
⚠ 心经：中指末端指纹面。

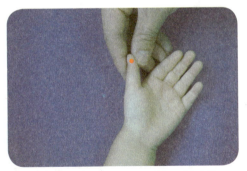
⚠ 脾经：拇指末端指纹面。

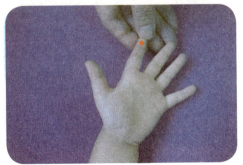
⚠ 肝经：食指末端指纹面。

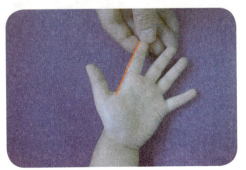
⚠ 大肠经：食指桡侧缘，自食指尖至虎口成一直线。

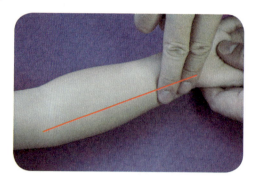

◀ 六腑：前臂尺侧，阴池（神门）至肘成一直线。

手法：清心经、清脾经、清肝经各300次，清大肠经200次，退六腑300次。

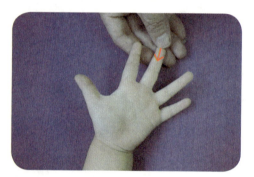

▲ 清心经：向指根方向直推。

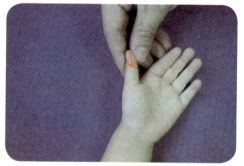

▲ 清脾经：由指端向指根方向直推。

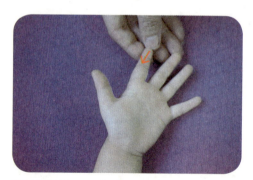

▲ 清肝经：以拇指由指端向指根方向直推。

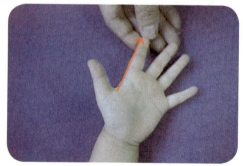

▲ 清大肠经：从虎口直推向食指尖。

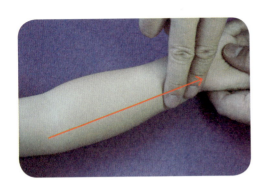

◐ 退六腑：用拇指指面或食中二指指面自肘推向腕。

3. 邪陷心肝

症状：高热烦躁，手足躁动，反复抽搐，项背强直，四肢拘急，口眼相引，神志不清，舌质红绛。

治法：清开窍，平肝熄风。

推拿

选穴：心经，肝经，六腑，威灵，老龙。

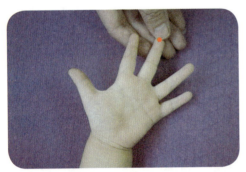

△ 心经：中指末端指纹面。

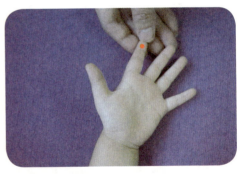

△ 肝经：食指末端指纹面。

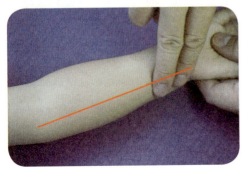

△ 六腑：前臂尺侧，阴池（神门）至肘成一直线。

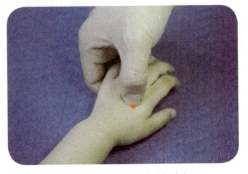

△ 威灵：手背第2、3掌骨缝间。

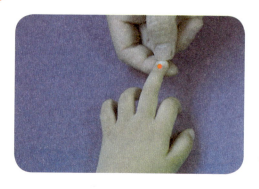

🔸 老龙：中指指甲后 1 分处。

手法：清心经、清肝经各 500 次，退六腑 300 次，掐威灵、掐老龙各 100 次。

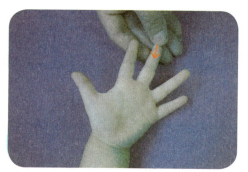

🔸 清心经：向指根方向直推。

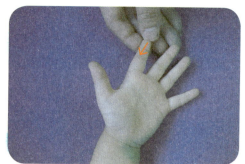

🔸 清肝经：以拇指由指端向指根方向直推。

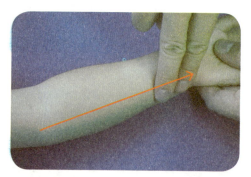

🔸 退六腑：用拇指指面或食中二指指面自肘推向腕。

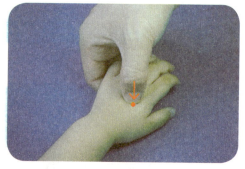

🔸 掐威灵：拇指指端掐本穴。

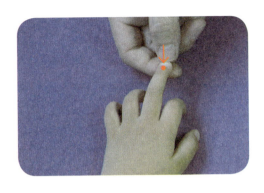

◐ 掐老龙：拇指指端掐本穴。

4. 湿热疫毒

证候：起病急骤，突然壮热，烦躁谵妄，神志不清，反复惊厥，呕吐腹痛，大便腥臭或夹脓血，舌质红，苔黄腻。

治法：清化湿热，解毒熄风。

推拿

选穴：心经，肝经，大肠经，六腑，肾纹。

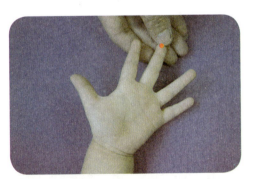

◐ 心经：中指末端指纹面。

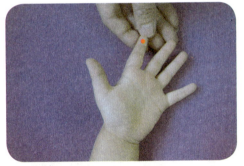

◐ 肝经：食指末端指纹面。

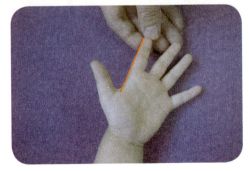

◐ 大肠经：食指桡侧缘，自食指尖至虎口成一直线。

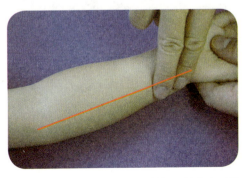

◐ 六腑：前臂尺侧，阴池（神门）至肘成一直线。

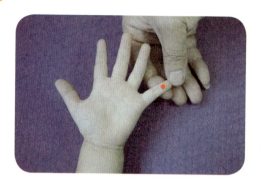

⚠ 肾纹：手掌面，小指第2指间关节横纹处。

手法：清心经、清肝经各500次，清大肠经300次，退六腑300次，揉肾纹300次。

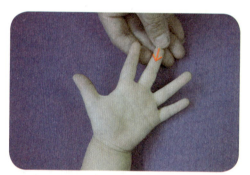

⚠ 清心经：向指根方向直推。

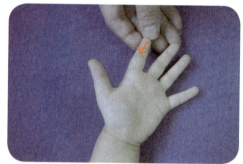

⚠ 清肝经：以拇指由指端向指根方向直推。

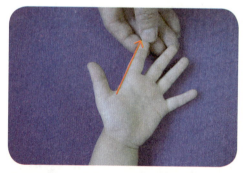

⚠ 清大肠：从虎口直推向食指尖。

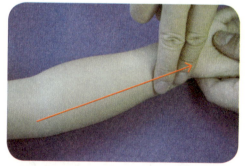

⚠ 退六腑：用拇指指面或食中二指指面自肘推向腕。

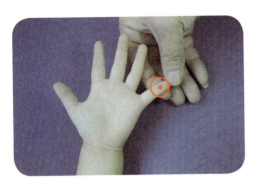

△ 揉肾纹：中指或拇指按揉本穴。

5. 惊恐惊风

症状：暴受惊恐后突然抽搐，惊跳惊叫，神志不清，四肢欠温，舌苔薄白，脉乱不齐。

治法：镇惊安神，平肝熄风。

推拿

选穴：心经，肾经，肝经，三关，脾经，小天心。

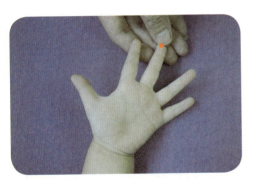

△ 心经：中指末端指纹面。

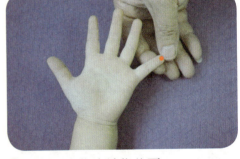

△ 肾经：小指末端指纹面。

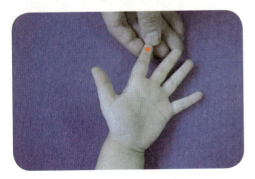

△ 肝经：食指末端指纹面。

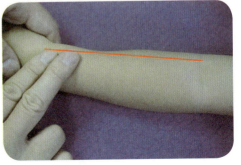

△ 三关：前臂桡侧，第1掌骨近端腕横纹凹陷处至肘横纹。

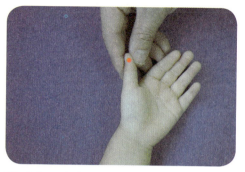
▲ 脾经：拇指末端指纹面。

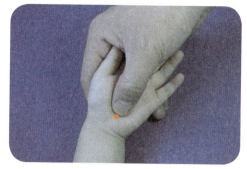
▲ 小天心：大小鱼际交接处凹陷中。

手法：清心经200次，补肾经100次，清肝经300次，推三关200次，补脾经100次，揉小天心200次。

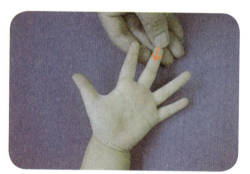
▲ 清心经：向指根方向直推。

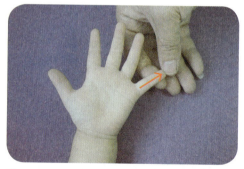
▲ 补肾经：由指根向指尖方向直推。

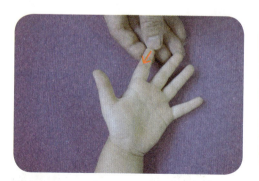
▲ 清肝经：以拇指由指端向指根方向直推。

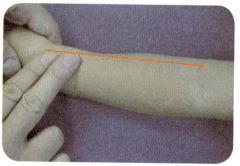
▲ 推三关：用拇指桡侧面或食中二指指面自腕推向肘。

小儿常见病及对策

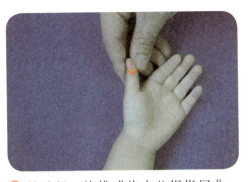
▲ 补脾经：旋推或将小儿拇指屈曲，循拇指桡侧边缘向掌根方向直推。

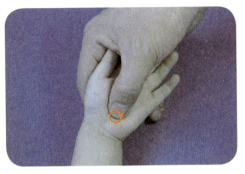
▲ 揉小天心：用拇指按揉本穴。

慢惊风

1. 土虚木亢

症状：形神疲惫，面色萎黄，嗜睡露睛，四肢不温，足及面部轻度浮肿，神志不清，阵阵抽搐，大便稀薄，色带青绿，时有肠鸣，舌淡苔白。

治法：温运脾阳，扶土抑木（按照五行理论，脾属土，肝属木，简单地说就是帮助脾限制肝）。

（1）推拿

选穴：肝经，脾经，肾经，小天心，天河水，板门，脊。

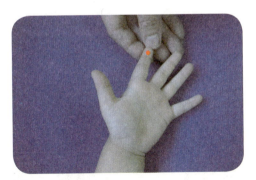
▲ 肝经：食指末端指纹面。

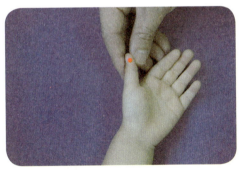
▲ 脾经：拇指末端指纹面。

181

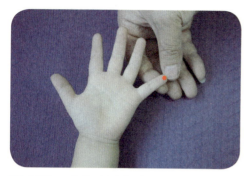
🔺 肾经：小指末端指纹面。

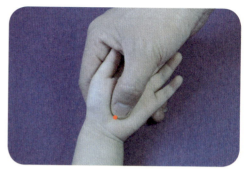
🔺 小天心：大小鱼际交接处凹陷中。

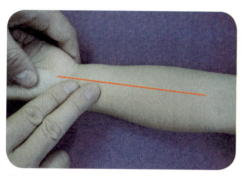
🔺 天河水：前臂正中，总筋（大陵）至洪池（曲泽）成一直线。

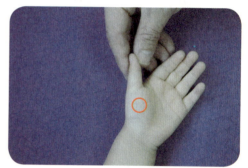
🔺 板门：手掌大鱼际平面。

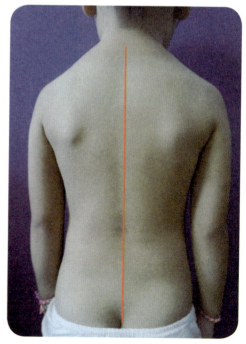
▶ 脊：大椎至长强成一直线。

手法：清肝经 200 次，补脾经、补肾经各 200 次，揉小天心 200 次，清天河水 100 次，揉板门 200 次，捏脊 6～8 遍。

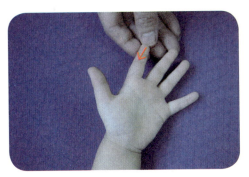

△ 清肝经：以拇指由指端向指根方向直推。

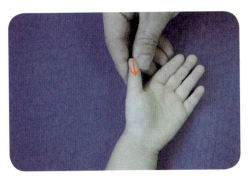

△ 补脾经：旋推或将小儿拇指屈曲，循拇指桡侧边缘向掌根方向直推。

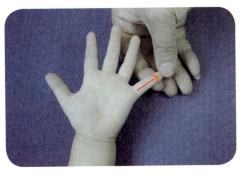

△ 补肾经：由指根向指尖方向直推。

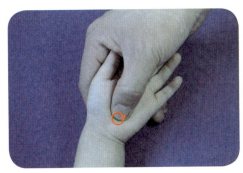

△ 揉小天心：用拇指按揉本穴。

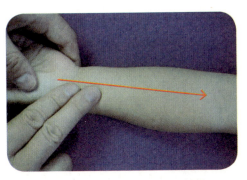

△ 清天河水：用食中二指自腕推向肘。

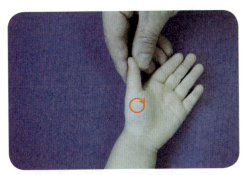

△ 揉板门：指端揉手掌大鱼际平面。

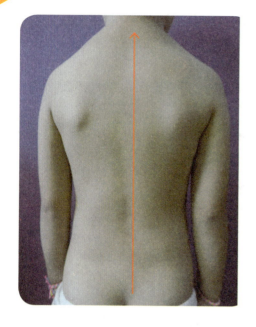

◐ 捏脊：从下向上捏。

（2）药食同源

◎党参山药粥

用料：党参 50 克，山药 50 克。

做法：上药加水 300 毫升，熬半小时，分 2～3 次服食。

2. 脾肾阳虚

症状：面色苍白，囟门低陷，精神极度萎靡，沉睡昏迷，口鼻气冷，四肢厥冷，手足震颤，大便澄澈清冷，舌质淡，苔薄白。

治法：温补脾肾，回阳救逆（类似于现代医学对于重症的抢救）。

（1）推拿

选穴：脾经，肾经，小天心，天河水，板门，脊。

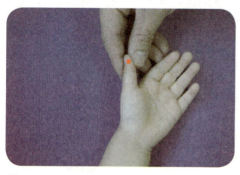

◐ 脾经：拇指末端指纹面。

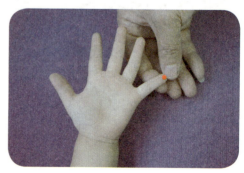

◐ 肾经：小指末端指纹面。

第六章 小儿常见病及对策

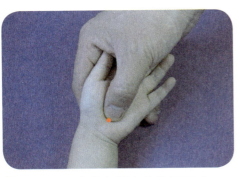
▲ 小天心：大小鱼际交接处凹陷中。

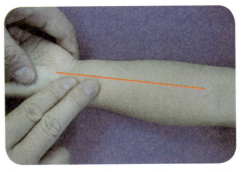
▲ 天河水：前臂正中，总筋（大陵）至洪池（曲泽）成一直线。

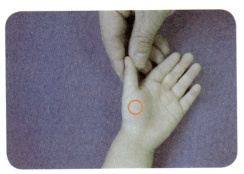
▲ 板门：手掌大鱼际平面。

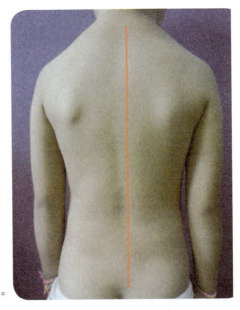
▶ 脊：大椎至长强成一直线。

手法：补脾经、补肾经各300次，揉小天心200次，清天河水100次，揉板门200次，捏脊6～8遍。

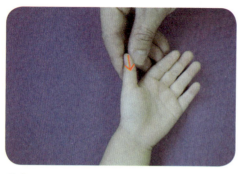 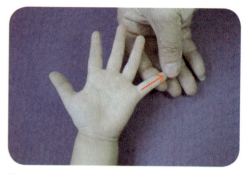

⚠ 补脾经：旋推或将小儿拇指屈曲，循拇指桡侧边缘向掌根方向直推。

⚠ 补肾经：由指根向指尖方向直推。

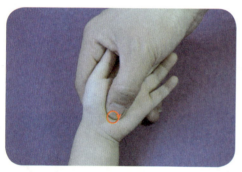 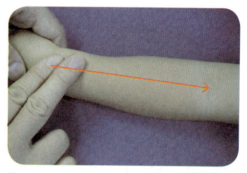

⚠ 揉小天心：用拇指按揉本穴。

⚠ 清天河水：用食中二指自腕推向肘。

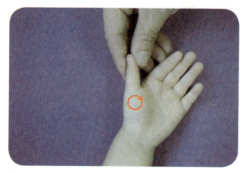 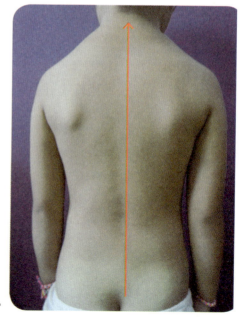

⚠ 揉板门：指端揉手掌大鱼际平面。

▶ 捏脊：从下向上捏。

(2) 药食同源

◎干姜枸杞山药粥

用料：干姜 10 克，枸杞 30 克，山药 60 克，大米 200 克。

做法：三药布包与大米一同放入锅中，加水 200 毫升，大火煮开后，小火炖 20 分钟，加盐少许，米熟后取出布包，温服。

3. 阴虚风动

症状：虚烦疲惫，面色潮红，低热消瘦，震颤，或肢体拘挛，手足心热，大便干结，舌光无苔，质绛少津。

治法：育阴潜阳，滋水涵木（通俗地说就是体内的水少了，阴阳不平衡，加些水）。

(1) 推拿

选穴：脾经，肝经，肾经，小天心，天河水，板门，脊。

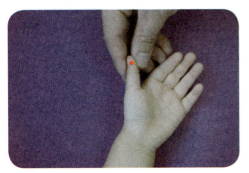
🔺 脾经：拇指末端指纹面。

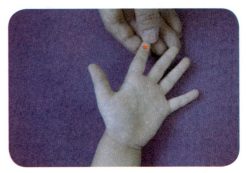
🔺 肝经：食指末端指纹面。

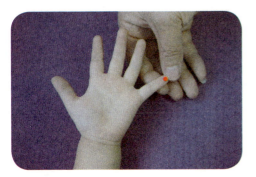
🔺 肾经：小指末端指纹面。

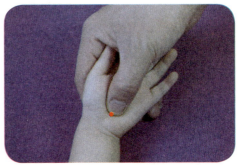
🔺 小天心：大小鱼际交接处凹陷中。

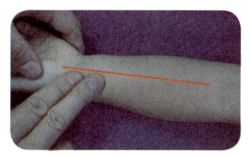
⚠ 天河水：前臂正中，总筋（大陵）至洪池（曲泽）成一直线。

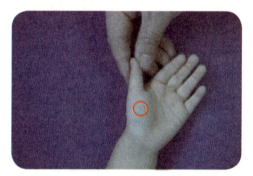
⚠ 板门：手掌大鱼际平面。

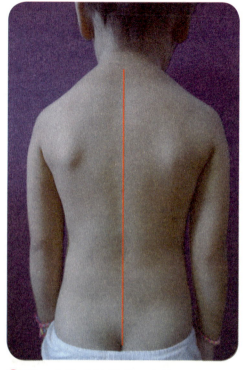
⚠ 脊：大椎至长强成一直线。

手法：补脾经、补肝经、补肾经各300次，揉小天心200次，清天河水100次，揉板门200次，捏脊6～8遍。

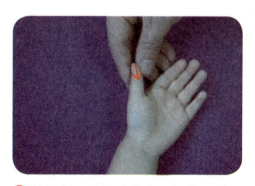
⚠ 补脾经：旋推或将小儿拇指屈曲，循拇指桡侧边缘向掌根方向直推。

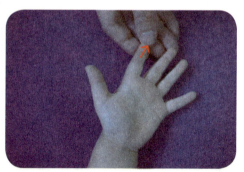
⚠ 补肝经：由指根向指尖方向直推。

第六章 小儿常见病及对策

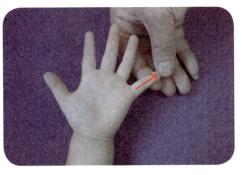
⚪ 补肾经：由指根向指尖方向直推。

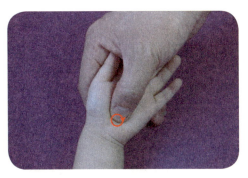
⚪ 揉小天心：用拇指按揉本穴。

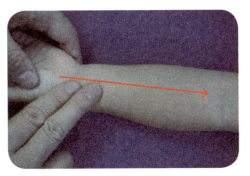
⚪ 清天河水：用食中二指自腕推向肘。

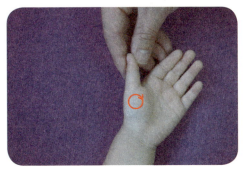
⚪ 揉板门：指端揉手掌大鱼际平面。

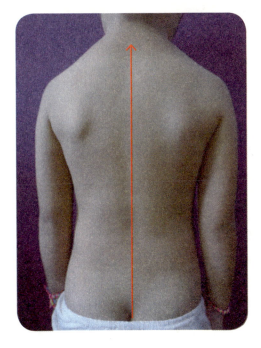
⚪ 捏脊：从下向上捏。

（2）药食同源

◎黑芝麻枸杞山药粥

用料：黑芝麻 50 克，枸杞 30 克，山药 60 克，大米 200 克。

做法：上三药布包与米一同放入锅中，加水 200 毫升，大火煮开后，小火炖 20 分钟，加盐少许，米熟后取出布包，温服。

日常护理

（1）保持室内安静，减少刺激，保证小儿安静休息。

（2）抽搐时，切忌强行牵拉，以免拉伤筋骨。

（3）对长期卧床的小儿，要经常改变体位，必要时可垫海绵垫或气垫等，经常用温水擦澡、擦背或用温热毛巾行局部按摩，避免发生褥疮。

（4）昏迷、抽搐、痰多的小儿，应注意保持呼吸道通畅，防止窒息。

（5）注意加强营养，不会吞咽者可给予鼻饲。

（6）积极治疗原发疾病。做好小儿保健工作，调节情绪，加强体格锻炼，提高抗病能力。

十三、水 肿

小儿水肿是指由于各种原因导致水液潴留体内，泛溢肌肤，引起面目、四肢甚至全身水肿，小便短少的一种常见病症。

小儿水肿的特点

小儿水肿好发于 2～7 岁的儿童。根据临床表现分为阳水和阴水。阳水发病较急，若治疗及时，调护得当，易于康复，预后一般良好；阴水起病缓慢，病程较长，容易反复发作，迁延难愈。小儿水肿多为阳水，总的疗效、预后较好。

小儿水肿的病因

小儿水肿外因为感受风邪、水湿或疮毒入侵，内因主要是肺、脾、肾三脏功能失调。由于小儿感受风热、风寒，或患乳蛾、丹痧、疮疡病后，加之禀赋不足或素体差异，内、外因相合导致水液代谢异常，水湿潴留发为水肿。

小儿水肿的典型症状

无论阴水还是阳水，均有面目、四肢甚至全身水肿，但同时也各有特点。阳水水肿多由眼睑开始，逐渐遍及全身，皮肤光亮，按下后可随手而起，尿量减少，甚至小便困难。部分小儿出现肉眼血尿，常伴血压升高。阴水水肿为全身明显水肿，呈凹陷性（按下皮肤后恢复较慢），腰以下较重，皮肤苍白，甚则出现腹水、胸水。

小儿水肿的治疗原则

小儿水肿以水液代谢异常致使肌肤、面目甚至全身水肿，无论阴水还是阳水，均以通利水道为基本法则。同时根据证型不同，各有侧重。

不同类型水肿的症状及治法

1. 风水相搏

症状：水肿大多先从眼睑开始，继而四肢，甚则全身水肿，来势迅速，颜面为甚。皮肤光亮，按之凹陷即起。尿少或有血尿，伴发热恶风，咳嗽，咽痛，肢体酸痛，苔薄白。

治法：疏风利水。

（1）推拿

选穴：外劳宫，脾经，小天心，总筋，二扇门，天柱骨。

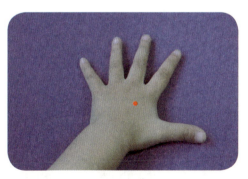
外劳宫：手背中，第2、3掌骨间。

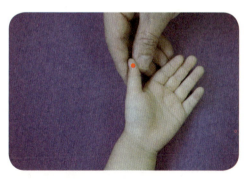
脾经：拇指末端指纹面。

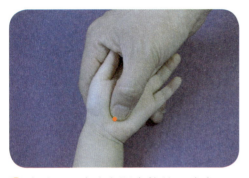
△ 小天心：大小鱼际交接处凹陷中。

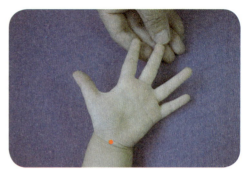
△ 总筋：手掌面，腕横纹中点（相当于大陵）。

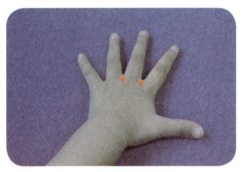
△ 二扇门：手背中指指根两侧凹陷处。

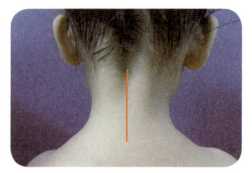
△ 天柱骨：后发际正中至大椎成一直线。

手法：揉外劳宫200次，补脾经200次，揉小天心100次，揉总筋200次，掐二扇门100次，推天柱骨200次。

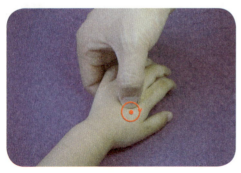
△ 揉外劳宫：用拇指指端揉本穴。

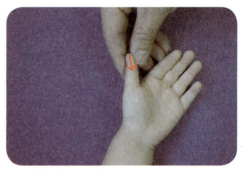
△ 补脾经：旋推或将小儿拇指屈曲，循拇指桡侧边缘向掌根方向直推。

小儿常见病及对策

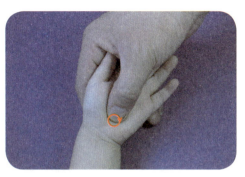

▲ 揉小天心：用拇指按揉本穴。

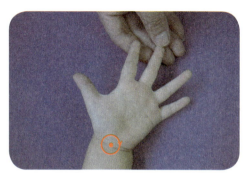

▲ 揉总筋：拇指按揉本穴。

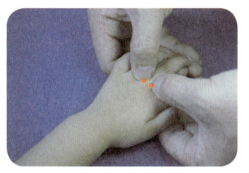

▲ 掐二扇门：用拇指指甲掐本穴。

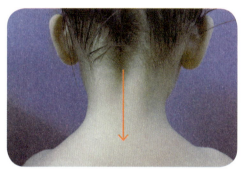

▲ 推天柱骨：用拇指或食中二指自上而下直推。

（2）药食同源

◎白姜米饮

用料：生姜、葱白、粳米各适量。

做法：将生姜捣烂，与粳米同煮粥，粥熟时放入葱白，趁热食之。

2. 湿热内侵

症状：面、肢水肿或轻或重，小便黄赤、短少或见血尿，常患脓疱疮、疖肿、丹毒等疮毒，烦热口渴，大便干结，舌红，苔黄腻。

治法：清热解毒，淡渗利湿。

（1）推拿

选穴：天河水，脾经，小天心，总筋，二扇门，天柱骨。

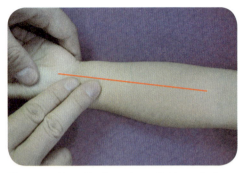

⚠ 天河水：前臂正中，总筋（大陵）至洪池（曲泽）成一直线。

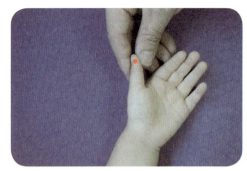

⚠ 脾经：拇指末端指纹面。

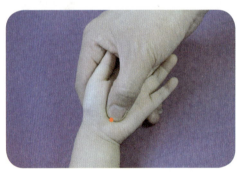

⚠ 小天心：大小鱼际交接处凹陷中。

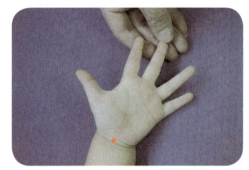

⚠ 总筋：手掌面，腕横纹中点（相当于大陵）。

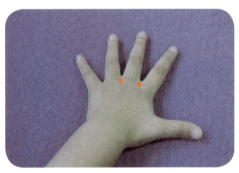

⚠ 二扇门：手背中指指根两侧凹陷处。

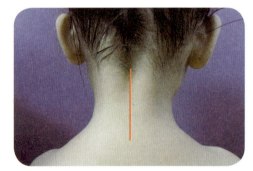

⚠ 天柱骨：后发际正中至大椎成一直线。

手法：清天河水 200 次，补脾经 200 次，揉小天心 100 次，揉总筋 200 次，掐二扇门 100 次，推天柱骨 200 次。

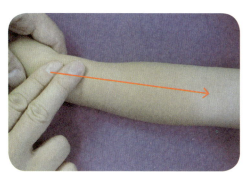

清天河水：用食中二指自腕推向肘。

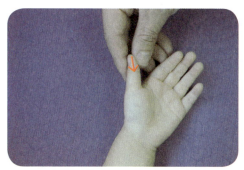

补脾经：旋推或将小儿拇指屈曲，循拇指桡侧边缘向掌根方向直推。

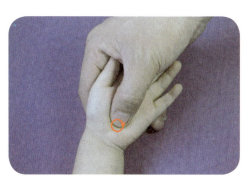

揉小天心：用拇指按揉本穴。

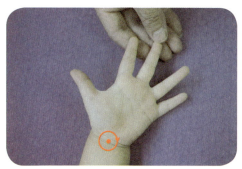

揉总筋：拇指按揉本穴。

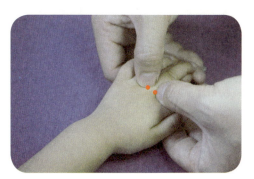

掐二扇门：用拇指指甲掐本穴。

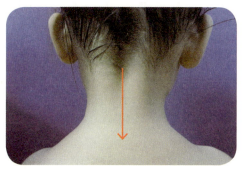

推天柱骨：用拇指或食中二指自上而下直推。

(2) 药食同源

◎冬瓜皮黄芩粥

用料：冬瓜皮 30 克，黄芩 20 克，大米适量。

做法：先煮冬瓜皮与黄芩，用药汁煮米熟，每日 2～3 次服食。

3. 肺脾气虚

症状：浮肿不明显，或仅见面目浮肿，面色少华，倦怠乏力，纳少便溏，小便略少，易出汗，易感冒，舌质淡，苔薄白。

治法：益气健脾，利水渗湿。

(1) 推拿

选穴：肺经，脾经，小天心，总筋，二扇门，腹，天柱骨，脊。

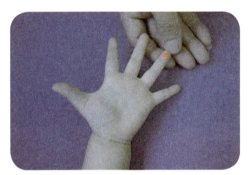
▲ 肺经：无名指末端指纹面。

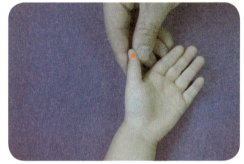
▲ 脾经：拇指末端指纹面。

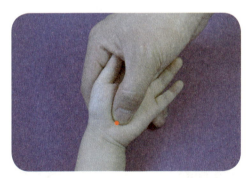
▲ 小天心：大小鱼际交接处凹陷中。

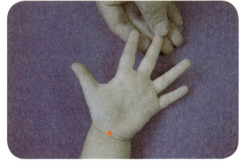
▲ 总筋：手掌面，腕横纹中点（相当于大陵）。

小儿常见病及对策 第六章

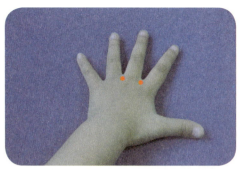
🔺 二扇门：手背中指指根两侧凹陷处。

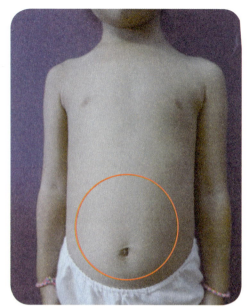
🔺 腹：腹部。

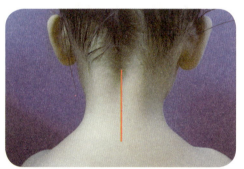
🔺 天柱骨：后发际正中至大椎成一直线。

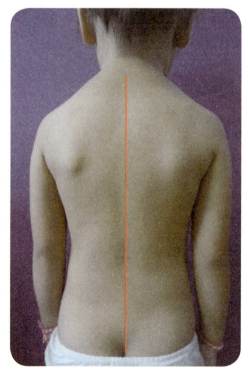
🔺 脊：大椎至长强成一直线。

手法：补肺经 200 次，补脾经 200 次，揉小天心 100 次，揉总筋 200 次，掐二扇门 100 次，摩腹 2～3 分钟，推天柱骨 200 次，捏脊 6～8 遍。

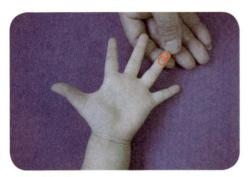

▲ 补肺经：旋推无名指末端指纹面。

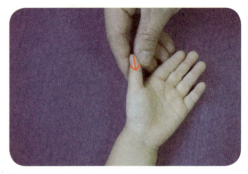

▲ 补脾经：旋推或将小儿拇指屈曲，循拇指桡侧边缘向掌根方向直推。

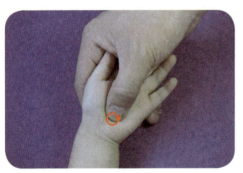

▲ 揉小天心：用拇指按揉本穴。

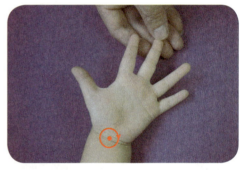

▲ 揉总筋：拇指按揉本穴。

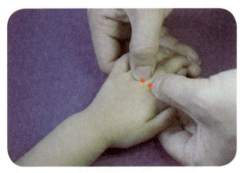

▲ 掐二扇门：用拇指指甲掐该穴。

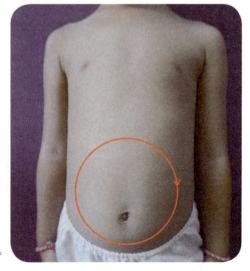

▷ 摩腹：用手掌摩腹。

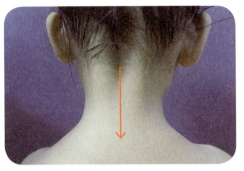

▲ 推天柱骨：用拇指或食中二指自上而下直推。

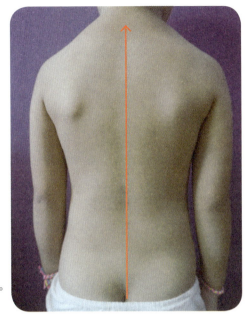

▶ 捏脊：从下向上捏。

（2）药食同源

◎党参山药粥

用料：党参50克，山药50克，大米适量。

做法：上药及大米加水300毫升，熬半小时后，分2～3次服食。

4. 脾肾阳虚

症状：全身水肿，以腰腹下肢为甚，按之深陷难起，畏寒肢冷，面白无华，神倦乏力，小便少，大便溏，舌淡胖，苔白滑。

治法：温肾健脾，化气利水。

（1）推拿

选穴：肺经，脾经，肾经，小天心，总筋，二扇门，腹，天柱骨，脊。

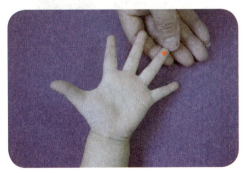

▲ 肺经：无名指末端指纹面。

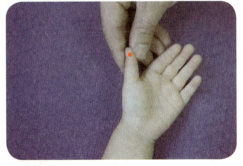

▲ 脾经：拇指末端指纹面。

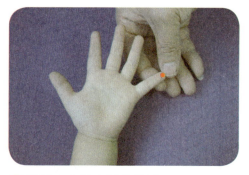 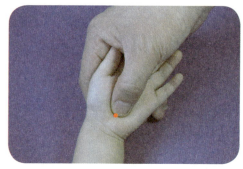

⚪ 肾经：小指末端指纹面。

⚪ 小天心：大小鱼际交接处凹陷中。

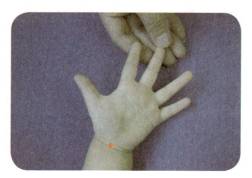 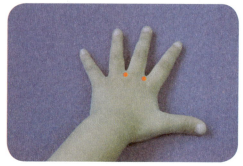

⚪ 总筋：手掌面，腕横纹中点（相当于大陵）。

⚪ 二扇门：手背中指指根两侧凹陷处。

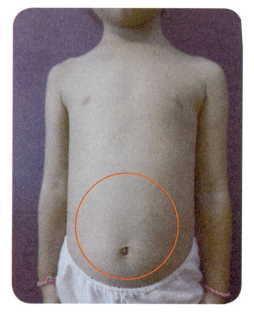

⚪ 腹：腹部。

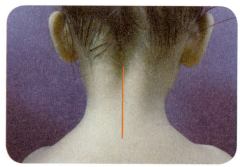

⚪ 天柱骨：后发际正中至大椎成一直线。

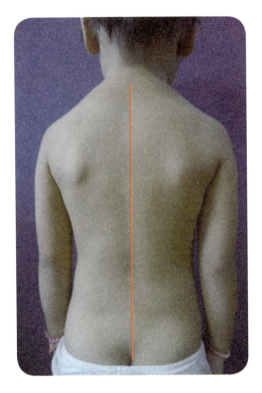

◀ 脊：大椎至长强成一直线。

手法：补肺经 200 次，补脾经、补肾经各 200 次，揉小天心 100 次，揉总筋 200 次，掐二扇门 100 次，摩腹 2～3 分钟，推天柱骨 200 次，捏脊 6～8 遍。

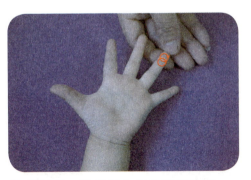

▲ 补肺经：旋推无名指末端指纹面。

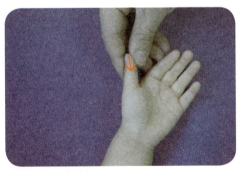

▲ 补脾经：旋推或将小儿拇指屈曲，循拇指桡侧边缘向掌根方向直推。

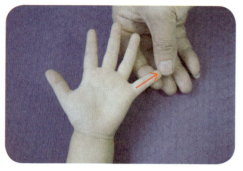
⚠ 补肾经：由指根向指尖方向直推。

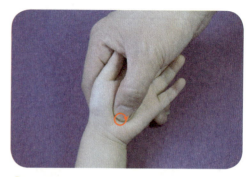
⚠ 揉小天心：用拇指按揉本穴。

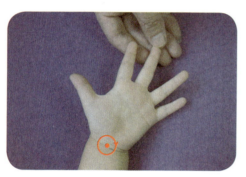
⚠ 揉总筋：拇指按揉本穴。

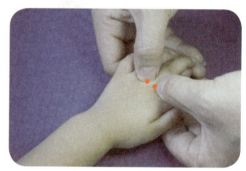
⚠ 掐二扇门：用拇指指甲掐本穴。

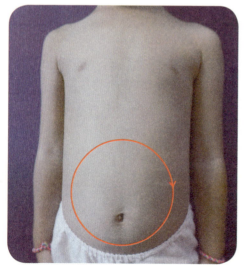
⚠ 摩腹：用手掌摩腹。

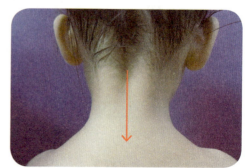
⚠ 推天柱骨：用拇指或食中二指自上而下直推。

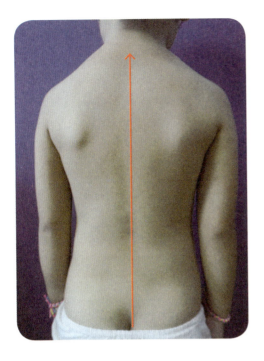

◀ 捏脊：从下向上捏。

（2）药食同源

◎蜂蜜桂圆大枣粥

用料：蜂蜜250克，大枣、桂圆肉各250克，鲜姜汁1汤匙。

做法：大枣、桂圆肉加水煮至七成熟时，加入鲜姜汁、蜂蜜，煮沸调匀分服，每日2次。

日常护理

（1）发病早期应卧床休息，待症状明显减轻或消失，可逐渐增加活动。
（2）水肿期应限制钠盐及水的摄入。
（3）肾炎或肾病时，应尽量避免使用对肾脏有损害的药物。
（4）密切观察小儿水的出入量、血压、神志等情况，早发现早处理。

十四、遗 尿

小儿遗尿是指3岁以上的小儿不能自主控制排尿，经常于夜间或白天睡眠中遗尿，醒后方觉的一种病症。

小儿遗尿的特点

一般来说，年龄超过 3 岁，特别是 5 岁以上的儿童，睡中经常遗尿，轻者数日一次，重者可一夜数次，才为病态，可称之为遗尿症。重点是年龄超过 5 岁和不自主排尿。本病发病男孩高于女孩，部分有明显家族史。病程较长，或反复发作，重症病例白天睡眠也会发生遗尿。年龄越大，治疗难度也越大，严重者产生自卑感，影响身心健康和生长发育。

小儿遗尿的病因

中医认为，小儿遗尿的发病机制主要在膀胱失于约束，与肺、脾、肾功能失调，以及三焦气化失司（相当于排水系统故障）都有关系。中医认为水液的代谢主要与肺、脾、肾、膀胱及三焦密切相关。膀胱位于下腹部，居肾之下，大肠之前，是一个中空的囊状器官。其上有输尿管与肾相连，其下有尿道，开口于前阴，是中医"六腑"之一，生理功能是贮存和排泄尿液。小儿遗尿病位虽然在膀胱，但是与五脏六腑均关系密切。主要病因为肾气不固、脾肺气虚、肝经湿热。

小儿遗尿的治疗原则

小儿遗尿治疗首先要分虚证和实证。虚证以温肾固涩、健脾补肺为主；实证以泻肝、清热、利湿为主。

不同类型遗尿的症状及治法

1. 肾气不固

症状：睡中经常遗尿，甚者一夜数次，尿清而长，醒后方觉，神疲乏力，面白肢冷，腰腿酸软，智力较差，舌质淡，苔薄白。

治法：温补肾阳，固涩小便。

（1）推拿

选穴：肾经，外劳宫，三关，腹，七节骨，脊。

小儿常见病及对策

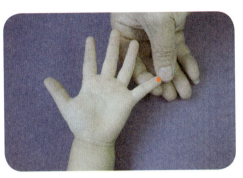

△ 肾经：小指末端指纹面。

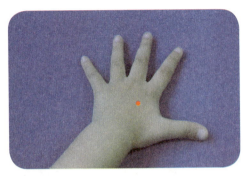

△ 外劳宫：手背第2、3掌骨间。

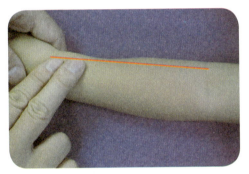

△ 三关：前臂桡侧，第1掌骨近端腕横纹凹陷处至肘横纹。

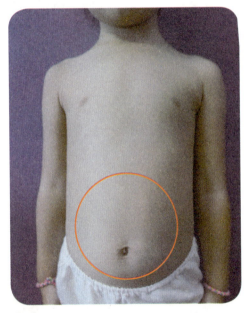

△ 腹：腹部。

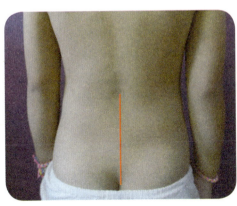

△ 七节骨：从第2腰椎棘突下至尾椎骨端（长强）成一直线。

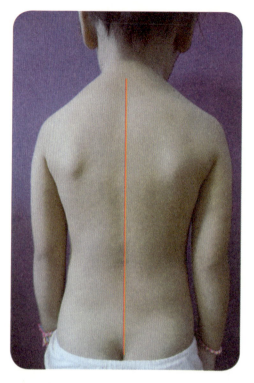

◐ 脊:大椎至长强成一直线。

手法:补肾经 200 次,揉外劳宫 200 次,推三关 200 次,摩腹 200 次,捏脊 6～8 遍,推上七节骨 200 次。

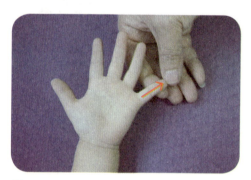

▲ 补肾经:由指根向指尖方向直推。

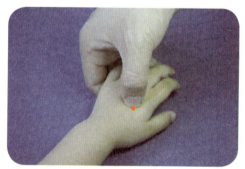

▲ 揉外劳宫:用拇指指端揉本穴。

小儿常见病及对策 第六章

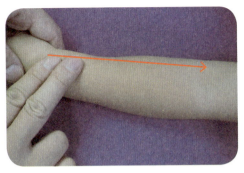

▲ 推三关：用拇指桡侧面或食中二指指面自腕推向肘。

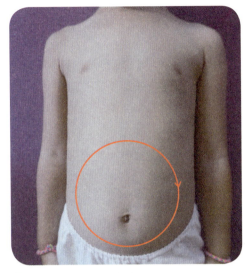

▲ 摩腹：用手掌摩腹。

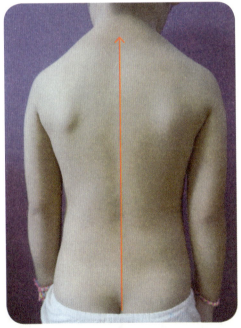

▲ 捏脊：从下向上捏。

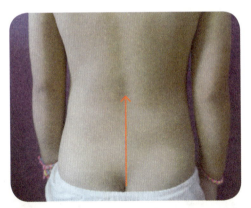

▲ 推上七节骨：用拇指或食中二指自下而上直推。

(2)药食同源

◎芡实覆盆子粥

用料：覆盆子 20 克，芡实 50 克。

做法：先将覆盆子加水煮汁，取汁去渣，加入芡实，放糖少许煮成粥食用。

◎补骨益智仁粥

用料：补骨脂 10 克，益智仁 15 克，大米适量。

做法：先将补骨脂、益智仁加水煮汁，取汁去渣，加入大米，煮成粥食用。

2. 脾肺气虚

症状：睡中遗尿，少气懒言，神倦乏力，面色少华，常自汗出，食欲不振，大便溏薄，舌淡，苔薄。

治法：益气健脾，培元固涩。

(1)推拿

选穴：肺经，肾经，七节骨，外劳宫，三关，腹，脊。

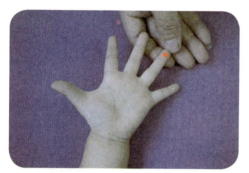

△ 肺经：无名指末端指纹面。

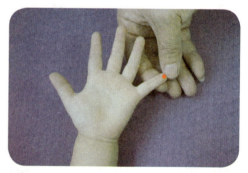

△ 肾经：小指末端指纹面。

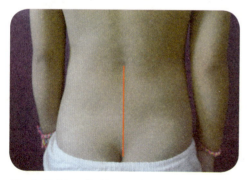

△ 七节骨：从第 2 腰椎棘突下至尾椎骨端（长强）成一直线。

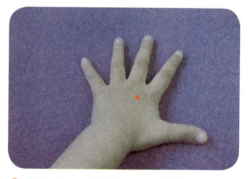

△ 外劳宫：手背第 2、3 掌骨间。

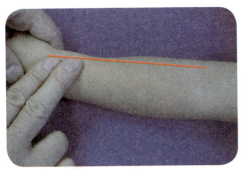

⬢ 三关：前臂桡侧，第1掌骨近端腕横纹凹陷处至肘横纹。

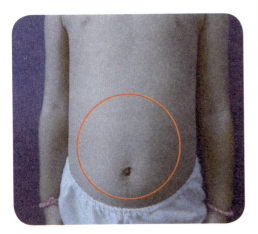

⬢ 腹：腹部。

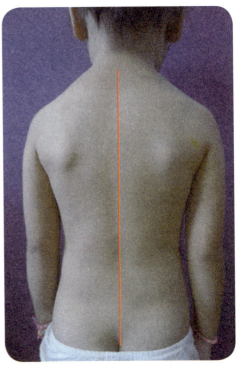

⬢ 脊：大椎至长强成一直线。

手法：补肺经200次，补肾经200次，揉外劳宫200次，推三关200次，摩腹200次，推上七节骨200次，捏脊6～8遍。

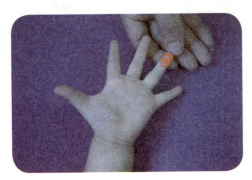

⬢ 补肺经：旋推无名指末端指纹面。

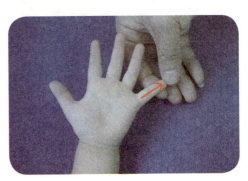

⬢ 补肾经：由指根向指尖方向直推。

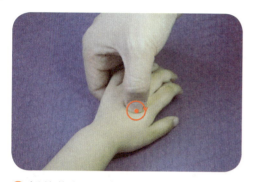

▲ 揉外劳宫：用拇指指端揉该穴。

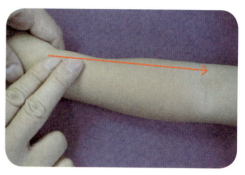

▲ 推三关：用拇指桡侧面或食中二指指面自腕推向肘。

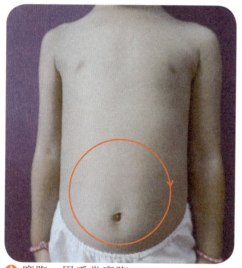

▲ 摩腹：用手掌摩腹。

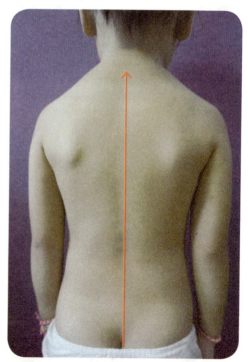

▲ 捏脊：从下向上捏。

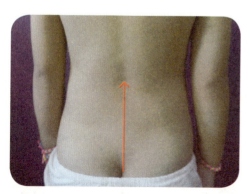

▲ 推上七节骨：用拇指或食中二指自下而上直推。

(2) 药食同源

◎山药猪肚粥

用料：猪肚 1 只，山药 50 克，大米适量。

做法：先将猪肚切开洗净，放锅中加山药、大米及水，炖熟加盐少许即可食用。

◎芡实胡桃山药粥

用料：粳米 50 克，山药 30 克，芡实 20 克，胡桃肉 20 克。

做法：将粳米洗净，山药切成块，加入芡实及胡桃肉，加水煮粥食用。

3. 肝经湿热

症状：睡中遗尿，尿黄量少，尿味臊臭，性情急躁易怒，或夜间梦语磨牙，舌红，苔黄或黄腻。

治法：泻肝清热利湿。

(1) 推拿

选穴：心经，肝经，肾经，外劳宫，三关，腹，七节骨，脊。

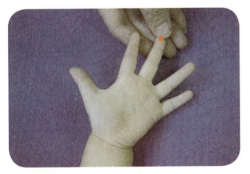
▲ 心经：中指末端指纹面。

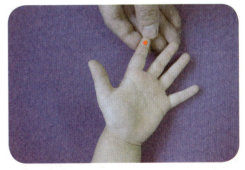
▲ 肝经：食指末端指纹面。

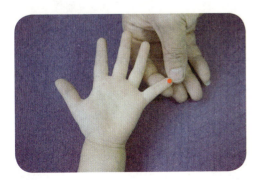
▲ 肾经：小指末端指纹面。

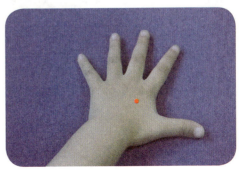
▲ 外劳宫：手背第 2、3 掌骨间。

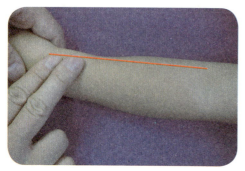

⚠ 三关：前臂桡侧，第1掌骨近端腕横纹凹陷处至肘横纹。

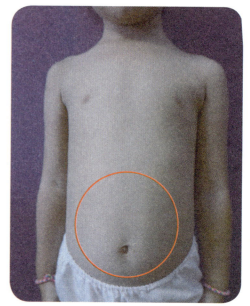

⚠ 腹：腹部。

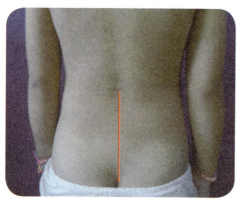

⚠ 七节骨：从第2腰椎棘突下至尾椎骨端（长强）成一直线。

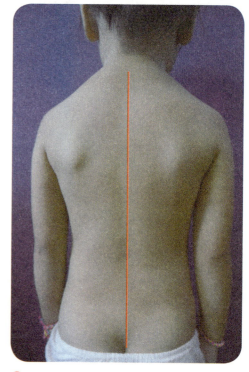

⚠ 脊：大椎至长强成一直线。

手法：清心经、清肝经各 100 次，补肾经 200 次，揉外劳宫 200 次，推三关 200 次，摩腹 200 次，推上七节骨 200 次，捏脊 6～8 遍。

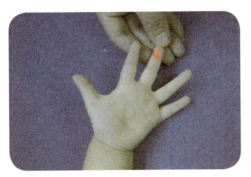
● 清心经：向指根方向直推。

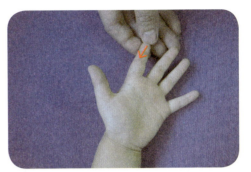
● 清肝经：以拇指由指端向指根方向直推。

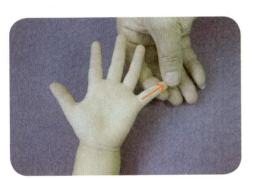
● 补肾经：由指根向指尖方向直推。

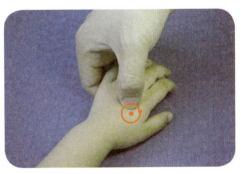
● 揉外劳宫：用拇指指端揉该穴。

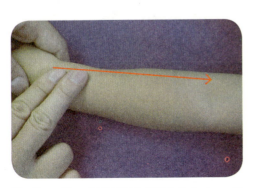
● 推三关：用拇指桡侧面或食中二指指面自腕推向肘。

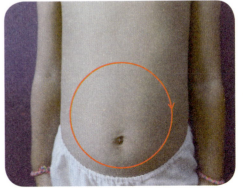
● 摩腹：用手掌摩腹。

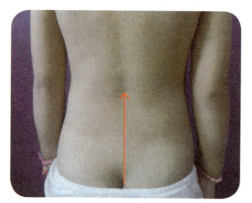
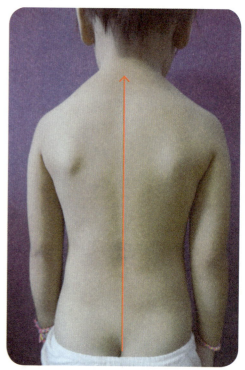

⚠ 推上七节骨：用拇指或食中二指自下而上直推。

⚠ 捏脊：从下向上捏。

（2）药食同源

◎薏仁黄芩粥

用料：薏苡仁 30 克，黄芩 20 克，大米适量。

做法：先煮薏苡仁与黄芩，取汁，用药汁煮米熟，每日 2～3 次服用。

日常护理

（1）对于遗尿小儿要耐心教育引导，切忌打骂、责罚，鼓励小儿消除怕羞和紧张情绪，建立起战胜疾病的信心。

（2）每日晚饭后注意控制饮水量。

（3）在夜间经常发生遗尿的时间前，及时唤醒排尿，坚持训练 1～2 周。

（4）自幼儿开始培养按时和睡前排尿的良好习惯。

（5）积极预防和治疗能够引起遗尿的疾病。

十五、五迟五软（发育迟缓）

五迟是指立迟、行迟、语迟、发迟、齿迟；五软是指头项软、口软（咀嚼无力，常流口水）、手软、足软、肌肉软。相对于各个时期的正常发育标准来说，小儿身体、功能等方面的发育低于正常水平或与同龄小儿相差很大，以迟缓及痿软无力为主要特征。五迟五软是中医对小儿生长发育过程中出现的低于正常发育水平现象的高度概括。五迟与五软中的各种表现既可单独出现，也常同时出现，只要出现其中的一项，就可以考虑属于五迟五软的范畴。

小儿五迟五软的病因

中医学认为之所以出现五迟与五软，主要原因是多由先天禀赋不足所致，这种情况一般来说证情较重，预后多不良；少数由后天喂养、疾病等因素引起者，若症状较轻，治疗及时，多可康复。

小儿五迟五软的治疗原则

《黄帝内经》中有这样一段论述："目得血而能视，耳得血而能听，手得血而能摄，掌得血而能握，足得血而能步"，论述了气血与视、听、摄、握、步等功能的重要关系。中医学认为五迟五软属于虚证，以补虚为其治疗原则。

不同类型五迟五软的症状及治法

1. 肝肾亏损

症状：筋骨萎弱，发育迟缓，坐起、站立、行走、生齿等明显迟于正常同龄小儿，头项萎软，舌淡，苔少。

治法：补肾养肝。

（1）推拿

选穴：肝经，脾经，肾经，三关，腹，脊。

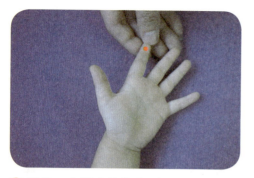
⚠ 肝经：食指末端指纹面。

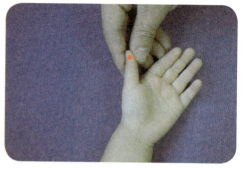
⚠ 脾经：拇指末端指纹面。

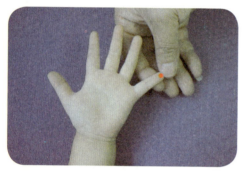
⚠ 肾经：小指末端指纹面。

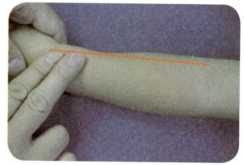
⚠ 三关：前臂桡侧，第1掌骨近端腕横纹凹陷处至肘横纹。

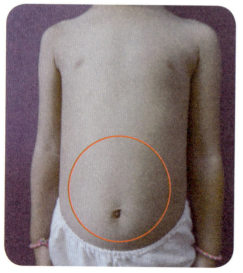
⚠ 腹：腹部。

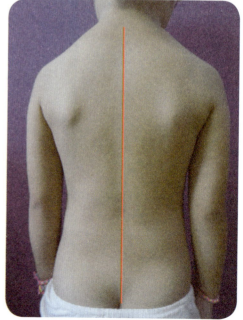
▶ 脊：大椎至长强成一直线。

手法：补肝经 200 次，补脾经、补肾经各 300 次，推三关 300 次，摩腹 2～3 分钟，捏脊 6～8 遍。

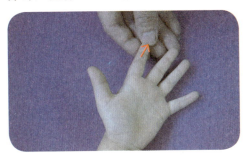

⚠ 补肝经：由指根向指尖方向直推。

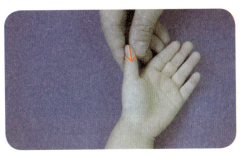

⚠ 补脾经：旋推或将小儿拇指屈曲，循拇指桡侧边缘向掌根方向直推。

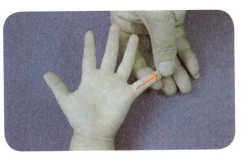

⚠ 补肾经：由指根向指尖方向直推。

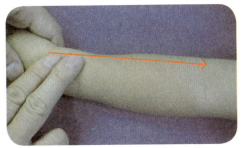

⚠ 推三关：用拇指桡侧面或食中二指指面自腕推向肘。

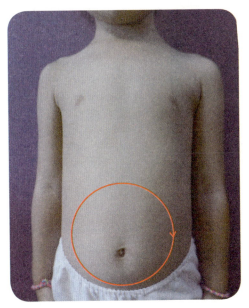

⚠ 摩腹：用手掌摩腹。

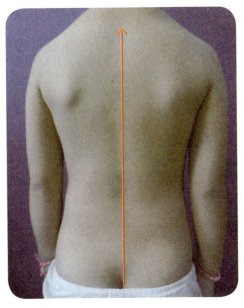

⚠ 捏脊：从下向上捏。

（2）药食同源

◎补肾健骨猪蹄汤

用料：猪蹄 30 克，杜仲 10 克，怀牛膝 10 克，桑寄生 10 克，菟丝子 10 克。

做法：先将猪蹄洗净，用温度适中的白开水浸泡 4 小时，与各药一起放入砂锅内，加水 250 毫升，煎成半碗水左右，饮汤吃猪蹄。

2. 心脾两虚

症状：语言迟钝，精神呆滞，智力低下，头发生长迟缓，发稀萎黄；或四肢萎软，肌肉松弛，口角流涎，咀嚼吮吸无力；或见吐弄舌，纳食欠佳，大便多秘结，舌淡，苔少。

治法：健脾养心，补益气血。

（1）推拿

选穴：心经，板门，脾经，肾经，三关，腹，脊。

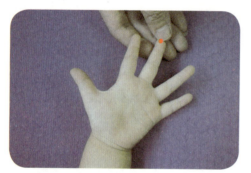

▲ 心经：中指末端指纹面。

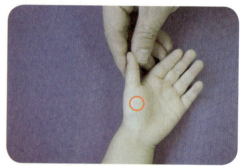

▲ 板门：手掌大鱼际平面。

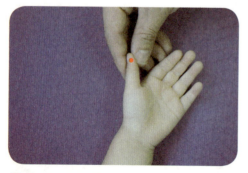

▲ 脾经：拇指末端指纹面。

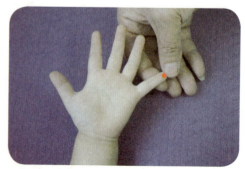

▲ 肾经：小指末端指纹面。

小儿常见病及对策

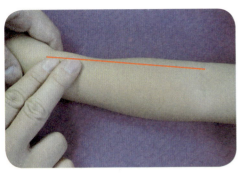

⚠ 三关：前臂桡侧，第1掌骨近端腕横纹凹陷处至肘横纹。

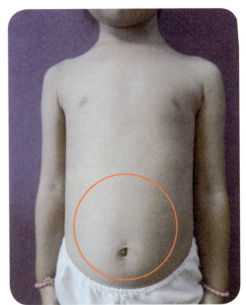

⚠ 腹：腹部。

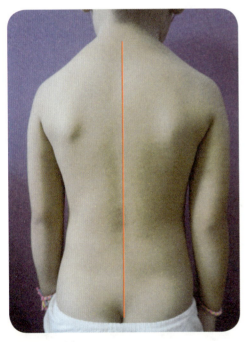

⚠ 脊：大椎至长强成一直线。

手法：补心经200次，揉板门300次，补脾经、补肾经各300次，推三关300次，摩腹2～3分钟，捏脊6～8遍。

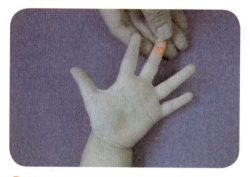
△ 补心经：旋推中指末端指纹面。

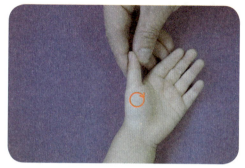
△ 揉板门：指端揉手掌大鱼际平面。

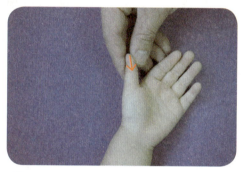
△ 补脾经：旋推或将小儿拇指屈曲，循拇指桡侧边缘向掌根方向直推。

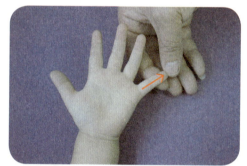
△ 补肾经：由指根向指尖方向直推。

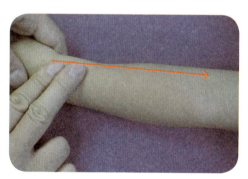
△ 推三关：用拇指桡侧面或食中二指指面自腕推向肘。

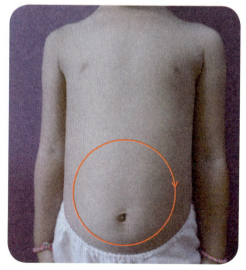
△ 摩腹：用手掌摩腹。

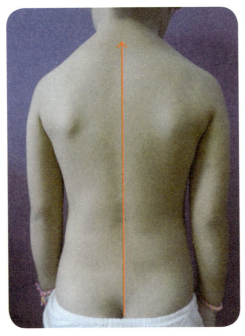

△ 捏脊：从下向上捏。

（2）药食同源

◎党参山药黑米红枣粥

用料：党参50克，山药30克，黑米50克，红枣20枚。

做法：将党参、山药洗净切成块，红枣掰开，再加适量水，与黑米一起煮粥食用。

日常护理

（1）重视功能锻炼，加强智力训练教育。

（2）加强营养，科学调养。

（3）用推拿法按摩萎软肢体，防止肌肉萎缩。

（4）注意防治各种急慢性疾病。

（5）定期体检，及时发现问题，及早干预，避免病情加重而增加治疗难度。